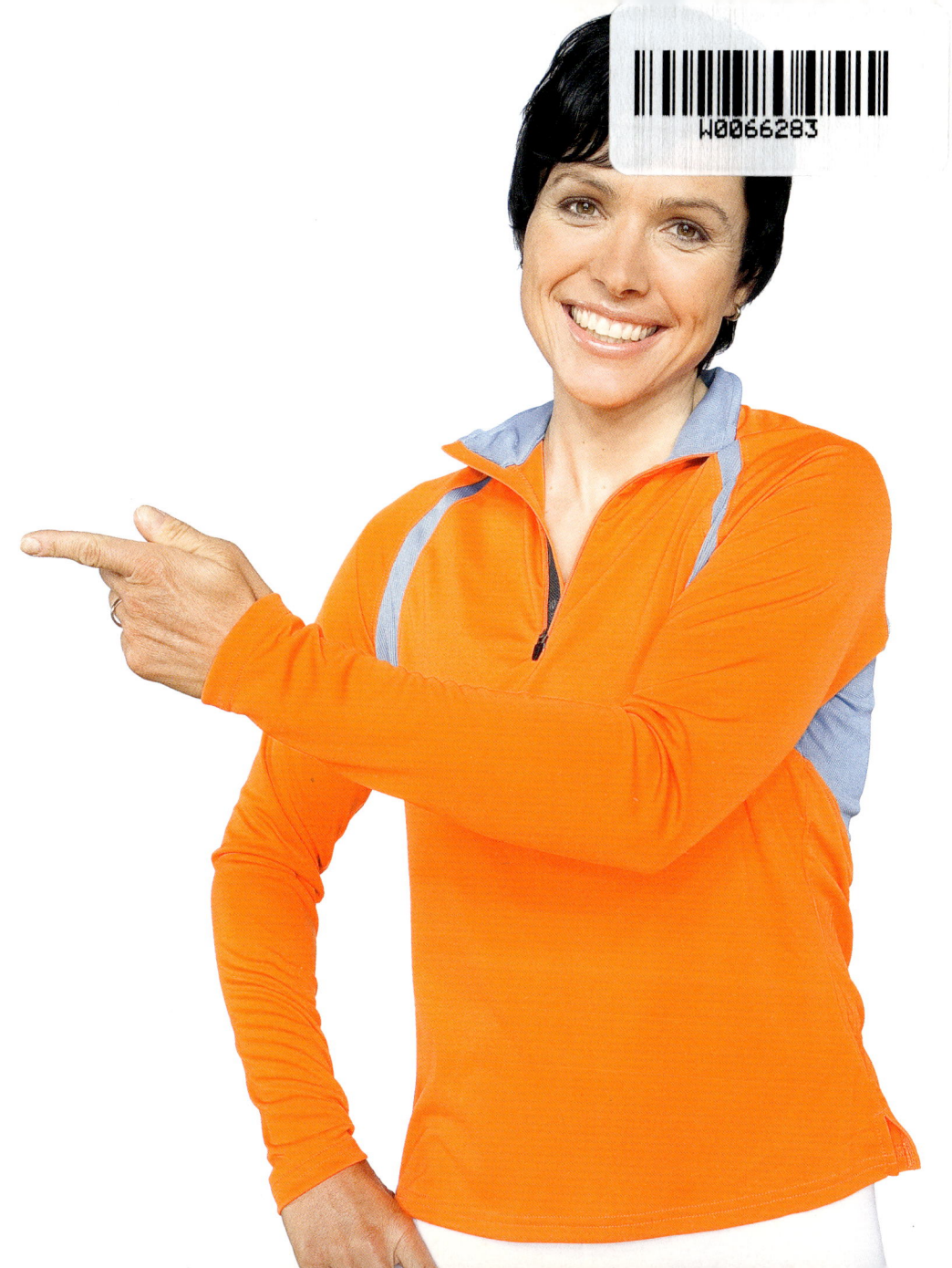

Dranbleiben bis zum Olympiasieg

Ein Rad hatte ich schon in den 90ern und radelte damit hin und wieder durch den Schwarzwald. Mehr aber auch nicht... Dann traf ich Ralf, meinen späteren Ehemann, in der Disco. Er war begeisterter Mountainbikefahrer. Nur zusehen, das reichte mir schnell nicht mehr, ich wollte auch Rad fahren und gleich an einem richtigen Rennen teilnehmen. Das Ergebnis war niederschmetternd: Letzter Platz! Aber aufgeben kam nicht in Frage! Und was letztlich daraus geworden ist? 2008 wurde ich in Peking Mountainbike-Olympiasiegerin und zur Radsportlerin des Jahres gewählt.

Sie sehen: Wenn man dranbleibt, ist alles möglich! Und ich zeige Ihnen wie. Mit täglich 10 Minuten Einsatz kommen Sie mit meinem Training Ihrem Ziel von straffen Beinen, wohlgeformten Armen und einem knackigen Po ein ganzes Stück näher. Los geht's!

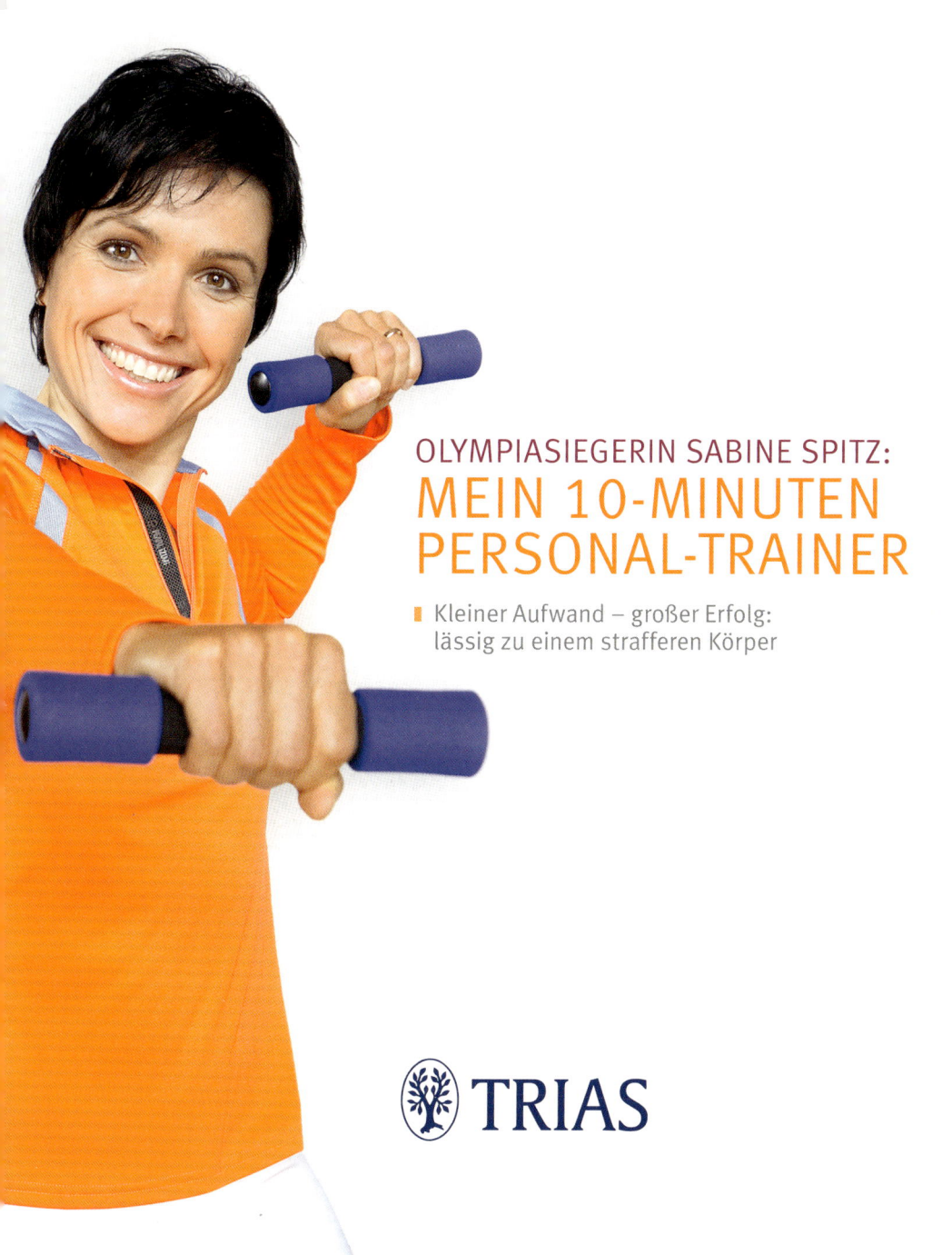

OLYMPIASIEGERIN SABINE SPITZ:

MEIN 10-MINUTEN PERSONAL-TRAINER

Kleiner Aufwand – großer Erfolg:
lässig zu einem strafferen Körper

TRIAS

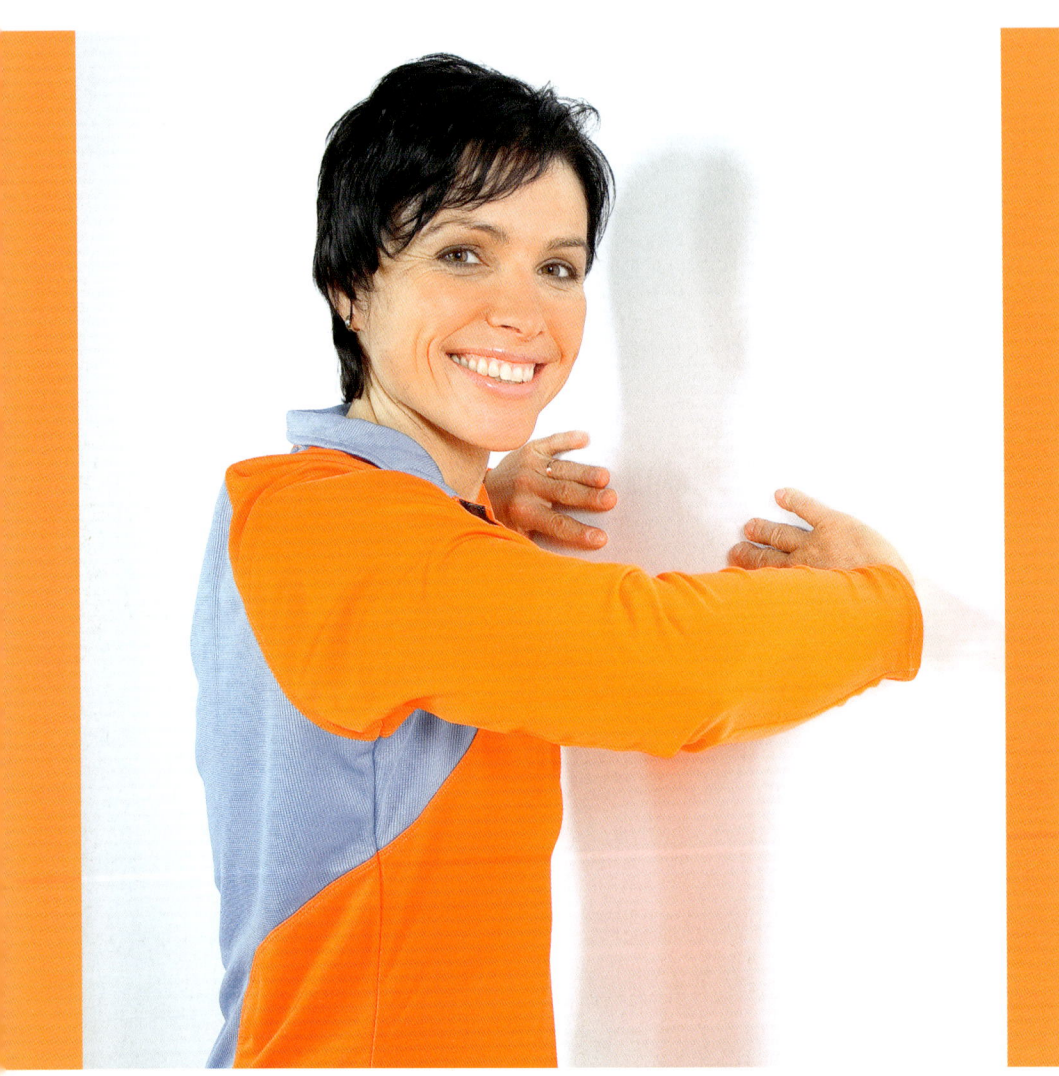

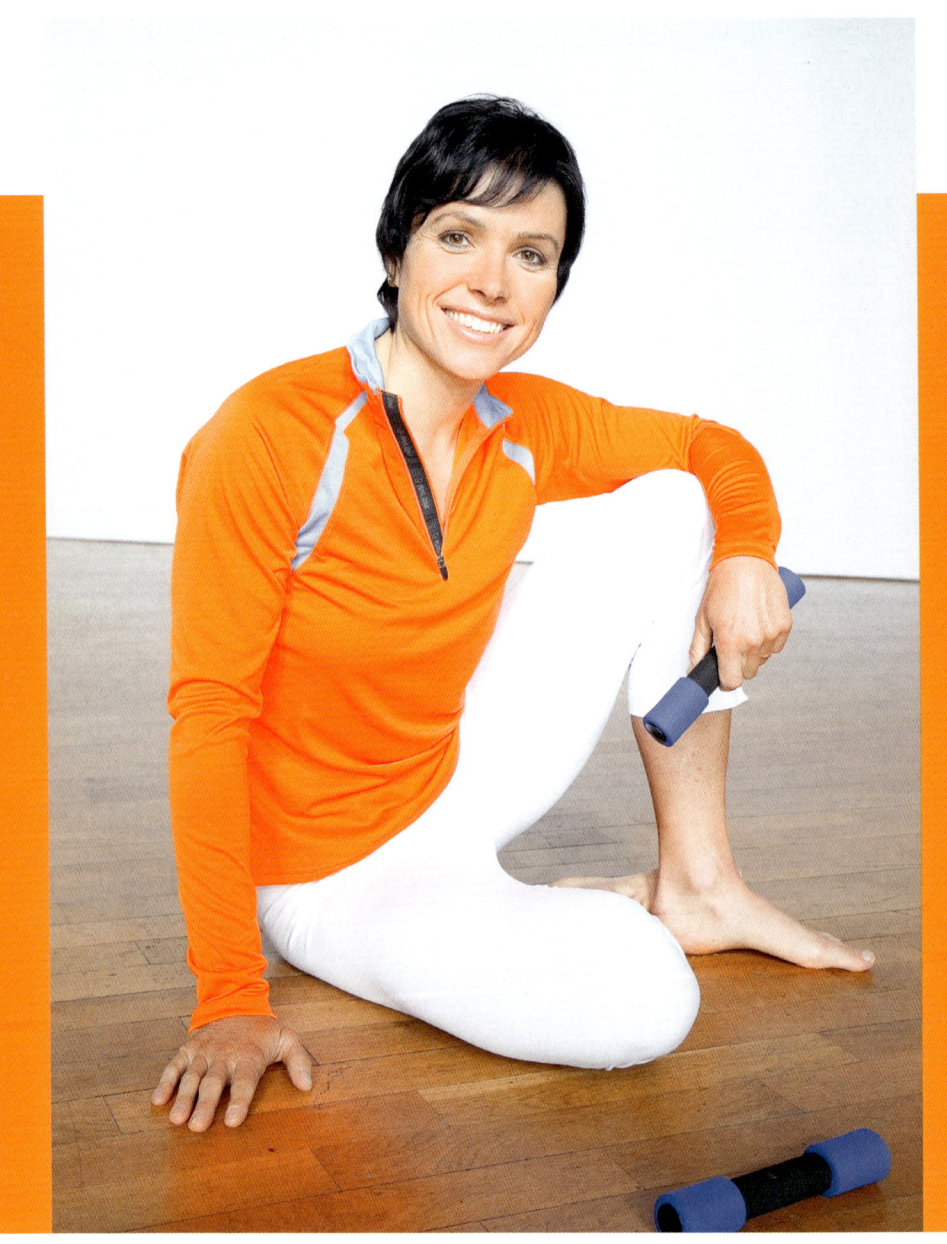

SCHLANKE MUSKELN MACHEN SCHÖN

Unsere Muskulatur muss ständig trainiert werden. Kräftige Muskeln straffen unseren Körper, sie können das Immunsystem stärken, den Blutzuckerspiegel und leichten Bluthochdruck senken, unsere geistigen Fähigkeiten verbessern und Fett verbrennen. Eine gut trainierte Muskulatur lindert außerdem lästige Knie-, Rücken- und Nackenschmerzen und verzögert den Alterungsprozess.

VITAL UND SCHLANK DURCH MUSKELTRAINING

Unser Körper wird durch rund 600 Muskeln und über 200 Knochen aufrecht gehalten. Wie die Muskulatur aufgebaut ist, ist genetisch bedingt. Deshalb gibt es kraftvolle Gewichtheber und Schwimmer und schlanke Marathonläufer und Radfahrer. Menschen sind also aufgrund ihrer Muskulatur entweder kräftig, aber wenig ausdauernd, oder ausdauernd, aber weniger kräftig.

Bei jeder Bewegung – ganz gleich, ob wir eine Möhre essen, Treppen steigen oder lachen – sind zahlreiche Muskeln beteiligt. Nicht jeder Mensch baut bei gleichem Muskeltraining die gleiche Muskelmasse auf – der genetisch Benachteiligte muss etwas ausdauernder und länger trainieren. Wer aber regelmäßig seine Muskulatur trainiert, steigert auf jeden Fall seine Kraft, seinen Kalorienumsatz und sein Wohlbefinden.

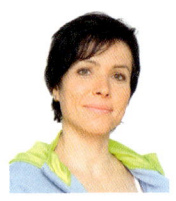

SABINE SPITZ

» Schlanke Muskeln sorgen für eine bessere Figur, helfen bei der Fettverbrennung, halten gesund und sorgen obendrein für gute Laune.

Muskeln wollen trainiert werden. Unsere Muskulatur bildet sich zurück, wenn sie nicht bewegt und gefordert wird. Was liegt also näher, als sich von heute an für unser 10-Minuten-Training zu entscheiden? Dieses Ganzkörpertraining sorgt für schlanke Muskeln. Schon nach 6 Wochen werden Sie von dem Ergebnis begeistert sein. Haben Sie aber keine Angst vor dicken, sichtbaren Muskeln. Frauen bekommen schon aufgrund ihres geringeren Testosteronspiegels nicht so kräftige Muskeln wie Männer. Dicke Muskeln entstehen durch wenige Wiederholungen mit großem Widerstand. Schlanke Muskeln entstehen durch viele Wiederholungen mit geringem Widerstand.

Schmerzfrei durch Muskeltraining

Wer häufig über Schmerzen im Lendenwirbelbereich oder über Schulterbeschwerden stöhnt, der sollte seine Bauch- bzw. Rückenmuskulatur stärken. Denn starke Muskeln entlasten und sorgen für Schmerzfreiheit. Außerdem sorgen wohl definierte Muskeln für einen schlanken, straffen Körper.

Wenige Muskeln – viele Beschwerden

Unsere Muskulatur muss unser Skelett und unsere Gelenke halten. Wenn die Muskulatur erschlafft, weil sie nicht trainiert wird, treten verschiedene Beschwerden auf. Wer kennt sie nicht, die lästigen Nacken- und Schulterschmerzen, die unangenehmen Rückenschmerzen und andauernden Kniebeschwerden. Wer eine gut trainierte Muskulatur besitzt, klagt selten oder gar nicht über diese Beschwerden.

Wie fit sind Sie?

Im täglichen Leben bemerken die wenigsten Menschen, dass ihre Muskulatur langsam nachlässt und die Muskelmasse ab dem 30. Lebensjahr abnimmt. Wenn Beschwerden beim Bücken, Tragen und Treppensteigen auftreten und manche Bewegungen nur unter Anstrengungen ausgeführt werden können, sollte dringend etwas zur Kräftigung der Muskulatur getan werden. Muskeln können übrigens in jedem Alter trainiert werden.

So testen Sie Ihre Muskelkraft

Nehmen Sie in jede Hand eine 1- oder 2-Liter-Wasserflasche.
Heben Sie sie mit den gestreckten Armen vor dem Körper bis
zur Schulter an und senken sie wieder ab. Die Übung 8- bis
10-mal wiederholen. Ist das unangenehm und schmerzhaft?
Üben Sie täglich, und nach 7 Tagen geht's schon viel besser,
weil Sie Muskeln aufgebaut und an Kraft gewonnen haben.

Wir machen Ihnen schöne Beine

Sie bewältigen Ihren Beruf, radeln jeden Morgen zur Arbeit,
versorgen nachmittags Haushalt und Familie und gehen jeden
Abend mit dem Hund spazieren. Wozu also Muskelaufbau bei
so viel Bewegung? Die Antwort ist einfach: Weil nur ein regelmäßig durchgeführtes Training die Muskulatur stärkt.

Starker Rücken, kräftige Bauchmuskulatur. Eine kräftige
Bauchmuskulatur macht eine gute Figur und stützt die Wirbelsäule. Zusätzlich sollten die Brustmuskeln trainiert und gedehnt werden, weil sonst die Schultern nach vorne fallen. Auch
sollte der obere Rücken aufgebaut werden, weil er die Schultern nach hinten zieht und für eine aufrechte Haltung sorgt. Ein
kleiner Busen wird durch das Brustmuskeltraining nicht größer,
aber durch Rückentraining straffer. Trainieren Sie mit unserem
Programm Brust- und Rückenmuskulatur jeden Tag optimal und
dehnen anschließend. Mit einer kräftigen Brust- und Rückenmuskulatur sitzen und gehen Sie aufrechter, Ihre Brust wird
angehoben – eine Haltung königinnengleich!

Arme und Schultern. Irgendwann ist die Schwerkraft stärker und Sie können mit den schlaffen Unterseiten Ihrer Oberarme winke, winke machen. Wir zeigen Ihnen einfache und wirkungsvolle Übungen, die die Arme straffen und schöne schmerzfreie Schultern machen. So können Sie im Sommer endlich Ihr geliebtes türkisfarbenes Top ohne Komplexe tragen.

Bauch und Po. Gut trainierte Bauchmuskeln stützen Ihre Wirbelsäule und machen den Bauch fest. Das häufig störende Bauchfett verschwindet allerdings nur mit gesünderer Ernährung. Kräftige Bauchmuskeln machen den Bauch straff und flach. Wer träumt nicht von einem flachen Bauch und einem knackigen runden Po? Unser Aussehen ist zwar von Geburt an festgelegt, aber wir können der Schönheit immer ein bisschen nachhelfen. Auch für die Po-Muskulatur gibt es ein Training, das Ihren Allerwertesten fest und straff werden lässt.

Straffe Oberschenkel. Unsere Beine bleiben viel länger schön und straff als andere Körperregionen. Und trotzdem sollten Sie auch etwas für Ihre Beine tun. Während Männer ihre Wadenmuskulatur trainieren, sind es bei uns Frauen die Oberschenkel, die wir uns schön schmal, straff und fest wünschen. Die schon in jungen Jahren auftretende Cellulite ist keine Erkrankung, aber für viele Zeitgenossinnen ein kleines Problem. Allerdings ist daran das schwache weibliche Bindegewebe schuld. Wir zeigen Ihnen Übungen rund um den Oberschenkel, die auch Ihnen schöne und feste Beine machen. Morgendliche Wechselbäder, Bürstenmassage und eine gute Bodylotion unterstützen das Muskeltraining – und nie vergessen: ganz viel trinken!

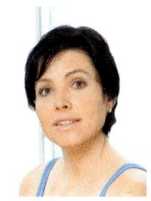

SABINE SPITZ
» Da beim Mountainbikefahren vor allem die Beinmuskulatur und der untere Rücken trainiert werden, absolviere ich zusätzlich mein tägliches Muskeltraining, um rundherum fit zu bleiben.

IHR GANZ
PERSÖNLICHER TRAINER

Jetzt liegt er vor Ihnen, Ihr persönlicher Trainer! Handlich und kompakt. Am besten platzieren Sie ihn auf dem Nachttisch. So ist er gleich morgens zur Stelle und hat immer Zeit für Sie. Schauen Sie sich die Übungen nacheinander an und beginnen Sie nach dem Warm-up (siehe Seite 15).

Der Einstieg in Ihr Muskelaufbautraining ist jederzeit und an jedem Ort möglich. Beginnen Sie im Frühjahr, wenn die Bikinizeit nicht mehr weit ist. Beginnen Sie im Sommer, wenn der Tag schon früh anfängt und das fröhliche Vogelgezwitscher Sie aus Ihren Träumen reißt. Oder beginnen Sie im Urlaub, wenn der Alltagsstress daheim geblieben ist.

Das ist unser Programm!

Sie trainieren mit unserem Programm 6 Wochen lang von Montag bis Samstag. Jeden Tag wird eine andere Muskelgruppe trainiert. Abwechselnd sind es Agonist und Antagonist (siehe Seite 16) und immer der dazugehörige Synergist. Den Abschluss des täglichen Trainings bildet das Dehnen (siehe Seite 17). Die Übungen werden jede Woche ein wenig intensiver, und Sie arbeiten teilweise auch mit Hanteln, weichen Bällen und einem elastischen Band.

Erfolgskontrolle. Da der Erfolg nicht immer gleich sichtbar wird, empfehlen wir Ihnen während der 6 Wochen ein Tagebuch zu führen, in dem Sie den Umfang von Oberarmen, Brust, Taille, Hüfte und Oberschenkel und Ihr Gewicht notieren. Am besten messen Sie jeden Freitag in der Früh Ihren Körper und notieren sich obendrein Ihr Gewicht. Letzteres ist besonders dann wichtig, wenn Sie abnehmen wollen.

Freizeitvergnügen am Sonntag. Neben den Übungen machen wir Ihnen auch Vorschläge für den Sonntag, der der Erholung dient und an dem Sie die Balance zwischen Körper, Geist und Seele wiederherstellen. Natürlich können Sie den lieben langen Tag auf dem Sofa verbringen, Sie können auch Haus- oder Gartenarbeit erledigen, oder Sie betreiben am Sonntagnachmittag etwas Ausgleichssport wie Radfahren, Wandern oder Schwimmen. Dabei können Partner, Kinder und Freunde mitmachen. So wird ein trainingsfreier Sonntag zu einem echten Wohlfühltag.

Schweinehund versus Motivation. Natürlich geben wir Ihnen auch Tipps, wie Sie Ihren inneren Schweinehund überrumpeln können, wenn er Sie hinterhältig an Ihrem täglichen Training hindern möchte. Weil der innere Schweinehund aber auch einmal gewinnen kann, geben wir Ihnen ein paar Motivationstipps, wie Sie sich selbst zum regelmäßigen Training ermutigen können.

Und außerdem ... finden Sie in diesem Buch auch zahlreiche Anregungen von Sabine Spitz rund ums Training. Natürlich überlassen wir Sie nach 6 Wochen nicht alleine Ihrem Schicksal, sondern geben Hinweise, wie Sie Ihr Training in Zukunft fortsetzen können. Ein paar unerlässliche Ernährungstipps fehlen natürlich auch nicht. Zum guten Schluss begleiten Sie die besten Wünsche von Sabine Spitz in eine fitte Zukunft.

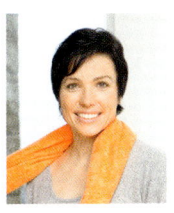

SABINE SPITZ

» Warum ich immer morgens trainiere? Weil ich da wirklich Zeit für mich habe. Keine Termine, kein Telefon klingelt und obendrein vertreibt Frühsport am Morgen – meistens – Kummer und Sorgen und gilt als echter Fettkiller.

DAS GUTE-LAUNE-WORKOUT

Unser einzigartiges 6-Wochen-Muskelaufbau-Programm trainiert Agonist, Antagonist und Synergist nacheinander (siehe Seite 16). Nach jedem Training folgt das Dehnen. Dadurch wird die Muskulatur wieder in ihren Ursprungszustand gebracht.

Und so sehen Ihre Trainingswochen aus:

Für die 1., 3. und 5. Woche:
- **Montag:** Stärkung des oberen Rückens
- **Dienstag:** Brustmuskulatur für eine gute Haltung
- **Mittwoch:** Bizeps für wohlgeformte Arme
- **Donnerstag:** Trizeps für wohlgeformte Arme
- **Freitag:** schräge Bauchmuskulatur für eine schmale Taille
- **Samstag:** untere Rückenmuskulatur für eine aufrechte Haltung

Für die 2., 4. und 6. Woche:
- **Montag:** für einen festen Po
- **Dienstag:** gerade Bauchmuskulatur für einen flachen Bauch
- **Mittwoch:** hintere Oberschenkelmuskulatur für schöne Beine
- **Donnerstag:** vordere Oberschenkelmuskulatur für schöne Beine
- **Freitag:** äußere Oberschenkelmuskulatur für schöne Beine
- **Samstag:** innere Oberschenkelmuskulatur für schöne Beine und straffe Innenschenkel

Gut zu wissen

Muskeln verbrennen Kalorien

Muskeln sind schwerer als Fett, deshalb kann es vorkommen, dass Sie anfangs ein wenig zunehmen, weil Sie Muskelmasse aufgebaut haben. Aber Sie haben Fett abgebaut, Ihr Körper ist straffer. Treiben Sie außerdem etwas Ausdauersport. Mehr kräftige Muskeln + Ausdauersport = maximale Fettverbrennung.

Bevor es richtig losgeht

Es ist Montag und Sie beginnen mit Ihrem Trainingsprogramm. Zuerst machen Sie die Fenster weit auf und lassen viel frische Luft ins Zimmer. Ziehen Sie sich feste Sportschuhe und bequeme Kleidung an. Der Untergrund sollte so beschaffen sein, dass Sie darauf nicht ausrutschen können. Und sorgen Sie für ausreichend Bewegungsfreiheit. Das gesunde Frühstück genießen Sie am besten immer nach dem Training.

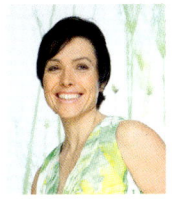

SABINE SPITZ

» Die ersten 10 Minuten des Tages gehören mir: Denn ich fühle mich den ganzen Tag über nicht wohl, wenn ich morgens meine Muskulatur nicht trainiert habe.

Warm-up

Geben Sie Ihrem Körper etwas Zeit, um richtig wach zu werden. Absolvieren Sie vor jedem Training ein kurzes Warm-up – es dauert rund 3 Minuten. Und so machen Sie sich fit fürs Training: auf der Stelle laufen, Knie dabei hochziehen oder hüpfen wie ein Gummiball, Arme schwingen immer kräftig mit. Und nicht vergessen: gleichmäßig atmen, Schultern nach hinten und unten ziehen, Nacken gerade, Po und Bauch leicht anspannen.

15

AGONIST, ANTAGONIST UND SYNERGIST

Ihr persönlicher Trainer ist so konzipiert, dass Sie bereits nach 6 Wochen eine spürbare Veränderung an Ihrem Körper feststellen werden, denn Sie trainieren spielerisch Agonist, Antagonist und Synergist. Schon bald werden Sie sich nach dem regelmäßigen Muskeltraining richtig wohl in Ihrem neuen Körper fühlen.

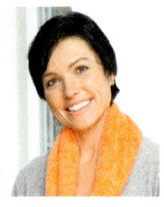

SABINE SPITZ

» Auch ich habe manchmal einen schlechten Morgen, stehe mürrisch auf, wanke ins Bad – doch 10 Minuten Training wirken wahre Wunder!

Um eine Bewegung ausführen zu können, ist immer das Zusammenspiel gegensätzlich wirkender Muskeln notwendig. Ein Muskel arbeitet bei einer Bewegung niemals alleine. Der Agonist (Spieler) führt eine Bewegung aus, während der Antagonist (Gegenspieler) dafür sorgt, dass die Bewegung in Gegenrichtung erfolgen kann. Beugt beispielsweise der Bizeps (Agonist) den Unterarm im Ellbogen, so wird gleichzeitig der Trizeps (Antagonist) gedehnt.

Häufig sind bei unseren Bewegungen Hilfsmuskeln beteiligt. Diese werden als Synergisten bezeichnet. Der Synergist unterstützt die Arbeit des Agonisten, indem er gleiche oder ähnliche Bewegungen durchführt. So ist beispielsweise beim Bankdrücken der Agonist die Brustmuskulatur und der Trizeps der Synergist.

Wichtig

Kurze Pause – und weiter!

Nach jeder Übung machen Sie nicht länger als 20 Sekunden Pause und beginnen gleich mit der nächsten Übung!

DEHNEN ENTSPANNT DIE MUSKULATUR

Dehnen, neudeutsch Stretching, ist ein absolutes Muss für jeden, der Sport treibt. Dehnen Sie nach jedem Muskeltraining, nach jedem Ausdauersport. Die Dehnung sorgt dafür, dass die beanspruchte Muskulatur geschmeidig bleibt, weil so die Muskelfasern nicht aneinander kleben.

So werden Verletzungen vermieden, Ihre Muskeln entspannen und können sich schneller erholen. Jeder große Muskel wird 15 bis 20 Sekunden gedehnt. Erst dann geben Sie der Dehnung langsam nach. Nie ruckartig aus der Dehnung herausgehen und nie nachfedern. Atmen Sie gleichmäßig.

Nach dem Training dürfen Sie ruhig Ihre Muskulatur spüren, aber ein ausgewachsener Muskelkater sollte nicht entstehen, denn Muskelkater ist ein Alarmzeichen: Sie haben zu heftig trainiert. Wenn Sie Schmerzen haben, sollten Sie das Training ausfallen lassen. Ein Warm-up vor dem Training (siehe Seite 15) und Dehnübungen danach verringern den Muskelkater, ebenso ein Saunabesuch, eine warme Dusche oder ein wohliges Wannenbad.

Gut zu wissen

Fragen Sie Ihren Arzt!

Kein Training bei akuten Rückenproblemen. Auch bei orthopädischen oder internistischen Beschwerden sollten Sie vorher Ihren Arzt befragen.

AUF DIE RICHTIGE HALTUNG KOMMT ES AN!

Nur die richtige Haltung und die genaue Ausführung der Übungen garantieren ein muskelaufbauendes und verletzungsfreies Training.

Achten Sie bei jeder Übung auf Ihre Haltung, sonst bringt Ihnen das Muskeltraining nicht viel oder gar nichts. Vermeiden Sie es, die Gelenke, besonders die Knie-, Hand- und Ellbogengelenke, zu überstrecken. Fallen Sie nicht ins Hohlkreuz; deshalb werden bei den meisten Übungen im Stand und im Liegen Bauch und Po fest angespannt.

Grundstellung im Stand. Beine stehen hüftbreit auseinander, Knie sind leicht gebeugt, Bauch und Po sind fest angespannt. Schultern nach hinten und unten ziehen. Das Becken ist aufgerichtet. Stellen Sie sich vor, Sie werden an den Haarwurzeln nach oben gezogen.

Grundstellung mit gebeugten Knien. Wenn Sie sich beim Beugen abstützen, dann nie auf dem Knie, sondern immer auf dem Oberschenkel. Die Knie sollten beim Beugen nie über den Fußspitzen stehen.

Grundstellung Rückenlage. Schultern und unteren Rücken fest in den Boden drücken, Bauch einziehen (Bauchnabel nach innen ziehen), Po anspannen. Beine anwinkeln, wenn der Rücken nicht am Boden aufliegt. Falls der Rücken nicht auf dem Boden liegt und ein Hohlkreuz bildet, können Sie auch ein dünnes Kissen oder eine Handtuchrolle unter den Lendenbereich legen, damit immer Kontakt zum Boden oder zum Kissen besteht. Die Handflächen zeigen nach oben. Die Fußspitzen sind angezogen.

Grundstellung Bauchlage. Die Schultern werden nach hinten und unten gezogen, Bauch und Po sind fest angespannt. Bei Rückenproblemen ein kleines Kissen unter den Bauch legen, das verhindert ein Hohlkreuz. Den Kopf möglichst nicht in den Nacken legen, sondern gerade halten und auf den Boden schauen.

Hinlegen und Aufstehen. Rückengerechtes Hinlegen und Aufstehen vom Boden wollen gelernt sein:

1: Stützen Sie sich mit beiden Händen auf den rechten Oberschenkel und kommen Sie mit dem linken Bein auf das Knie.
2: Ziehen Sie das rechte Bein nach und gehen Sie in den Vierfüßlerstand.
3: Gehen Sie mit den Armen nach vorn und legen Sie sich ausgestreckt auf den Bauch.

Wenn Sie wieder aufstehen, machen Sie es genau umgekehrt: Vierfüßlerstand, ein Bein aufstellen, mit den Händen auf dem Oberschenkel abstützen und mit geradem Rücken aufrichten. So bekommen Sie garantiert keinen Hexenschuss.

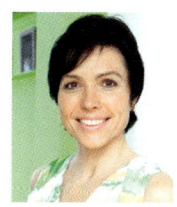

SABINE SPITZ
>> Vergessen Sie nicht, bei allen Übungen richtig zu atmen: Ausatmen bei der Anspannung und Einatmen bei der Entspannung.

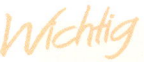
Wichtig

So stehen, sitzen und liegen Sie richtig

Am besten ist es, wenn Sie die richtige Haltung im Spiegel kontrollieren oder von einer anderen Person überprüfen lassen.

BEGINNEN SIE HEUTE MIT DEM TRAINING!

Wann ist der beste Zeitpunkt, um an seinem Leben etwas zu ändern? Das neue Jahr? Die gute Laune der besten Freundin, die plötzlich einen wohlgeformten Körper ihr eigen nennt und mit figurbetonter Kleidung umwerfend aussieht.

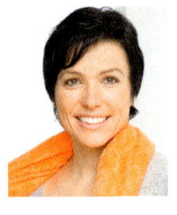

SABINE SPITZ

>> Nach meinem 10-Minuten-Training und nach einer belebenden Dusche mit meinem Lieblingsduschgel bin ich von Kopf bis Fuß hellwach und freue mich auf das Frühstück und den Tag.

Egal, welche Gründe Sie leiten. Beginnen Sie heute! Überlegen Sie, was Sie erreichen wollen. Jede Veränderung beginnt zuerst im Kopf – kein regelmäßiges Training, kein Abnehmplan funktioniert, ohne dass Sie sich das gewünschte Ergebnis bildlich vorstellen. Für viele Menschen ist der Wochenbeginn die richtige Zeit, um irgendetwas im Leben zu ändern und endlich etwas für den eigenen Körper zu tun.

Ihrer Familie und Ihrer besten Freundin erzählen Sie von Ihrem Training, aber alle anderen müssen es nicht wissen. Stellen Sie sich schon einmal vor, wie es Ihnen in den Wochen nach dem Training geht. Passt Ihnen endlich Ihr neuer Rock, ohne über den Hüften zu spannen? Ja! Können Sie den Blusenknopf über dem Busen wieder schließen, ohne dass er abspringt? Oh, ja! Bekommen Sie Komplimente wegen Ihres Aussehens und Ihrer Ausstrahlung? Wow – fast täglich!

Wichtig

Los geht's!

Sie wollen schöner, schlanker, zufriedener, selbstbewusster und tatkräftiger werden und ab heute immer gut gelaunt durchs Leben gehen? Sie wollen etwas ändern? Tun Sie's!

TRAINIEREN SIE REGELMÄSSIG!

Ändern Sie Ihr Leben mit unserem sanften Muskeltraining und den zahlreichen Informationen und Tipps für ein besseres Körpergefühl und Sie werden den Unterschied zwischen gestern und heute schon bald feststellen.

Wenn Sie von nun an täglich 10 Minuten trainieren, haben Sie viel für Ihr Aussehen, Ihre Fitness und Ihre Gesundheit getan. Das alles bewirken trainierte Muskeln:

- Wohltrainierte Muskeln sorgen für eine schlankere Erscheinung und straffere Körperkonturen.
- Ihr Körper wird besser durchblutet, Ihre Haut sieht strahlender und gesünder aus, Sie sind beweglicher geworden.
- Und – fast wäre es Ihnen gar nicht aufgefallen –, aber sind Ihre Rückenschmerzen nicht weniger geworden?
- Ihr Selbstbewusstsein ist gestiegen, Sie sind fröhlicher und ausgeglichener geworden.
- An neue Aufgaben gehen Sie heute mit viel mehr Elan heran.
- Regelmäßig trainierte Muskeln sorgen für eine bessere, aufrechtere Haltung.
- Sie helfen, lästige Fettpölsterchen zu verbrennen, kurbeln den Stoffwechsel an und sorgen für mehr Vitalität.
- Sie können zwar keine Krankheiten heilen, aber doch erträglicher machen, beispielsweise Zyklusbeschwerden.
- Zu den positiven Auswirkungen einer kräftigen Muskulatur gehören auch, dass die Knochen gestärkt, das Osteoporoserisiko verringert, das Bindegewebe fester und chronische Schulter-, Nacken- und Rückenschmerzen gelindert werden.
- Auch das Herz- und Kreislauf-System profitiert davon.

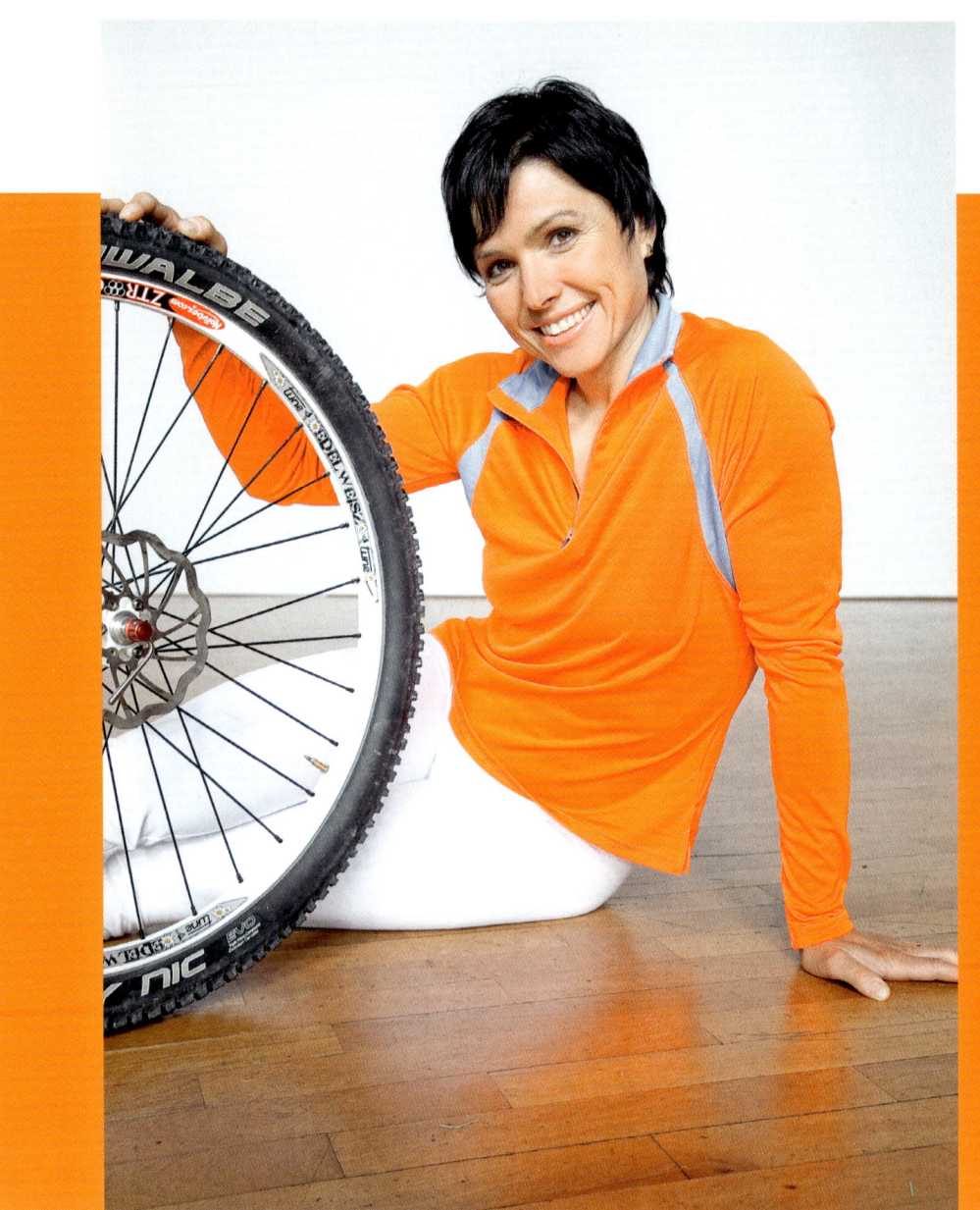

AB HEUTE WIRD TÄGLICH TRAINIERT

Jetzt geht's los, und zwar richtig und regelmäßig! Starten Sie in dieser Woche mit Ihrem Erfolg versprechenden täglichen 10-Minuten-Training und Sie werden sehen: Schon nach wenigen Wochen schauen Sie wieder gerne in den Spiegel und stellen erfreut fest, wie sich Ihr Körper, Ihr Wohlbefinden und Ihre Fitness positiv verändert haben.

[1] **Agonist.** Legen Sie sich auf den Bauch, Fußspitzen sind aufgestellt. Die Arme liegen im 90-Grad-Winkel neben dem Kopf. Achten Sie auf die Fußstellung! Po, Bauch und Beine fest anspannen. Jetzt heben Sie Nasenspitze und Arme einige Zentimeter vom Boden ab. Gleichzeitig werden die Ellbogen leicht nach oben gezogen.
3 Durchgänge, 12 bis 15 Wiederholungen

[2] **Synergist.** Rückenstrecker: Sie liegen wie in der vorhergehenden Übung auf dem Boden. Po, Bauch und Beine fest anspannen, die Fußspitzen sind aufgestellt. Nehmen Sie jetzt Ihre Arme nach vorne. Nun heben und senken Sie Ihren Oberkörper, ohne dabei ins Hohlkreuz zu kommen. Vielleicht hilft es, ein flaches Kissen unter den Bauch zu legen, damit der Rücken gerade bleibt.
3 Durchgänge, 12 bis 15 Wiederholungen, 1 bis 2 Sekunden in der Spannung halten

[3] **Dehnen.** Begeben Sie sich in den Vierfüßlerstand. Ihre Hände platzieren Sie unter Ihren Schultern, die Knie befinden sich unter den Hüftknochen. Nun machen Sie, an den unteren Wirbeln beginnend, langsam einen Katzenbuckel, wobei Sie Ihren Rücken rund machen und nach oben strecken. Langsam wieder nach unten kommen, entspannen und dabei den Rücken gerade lassen, nicht ins Hohlkreuz fallen, nicht nachfedern.
2 Durchgänge, 15 bis 20 Sekunden in der Spannung halten

Gut zu wissen

Kissen gegen Hohlkreuz

Wenn Sie dazu neigen zu sehr ins Hohlkreuz zu fallen, legen Sie sich ein dünnes Kissen oder eine Handtuchrolle unter den Bauch.

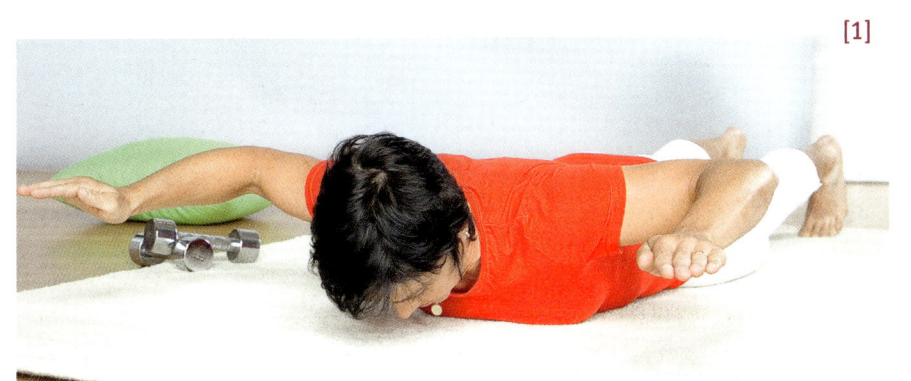

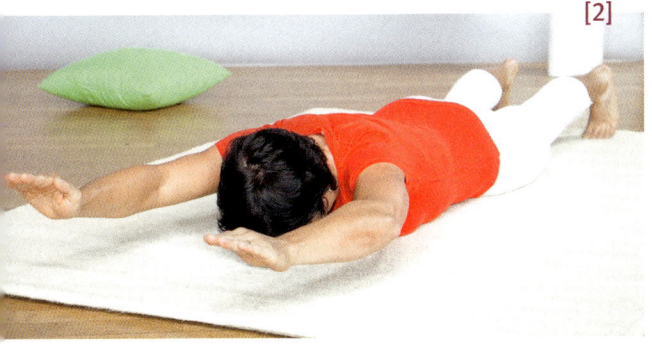

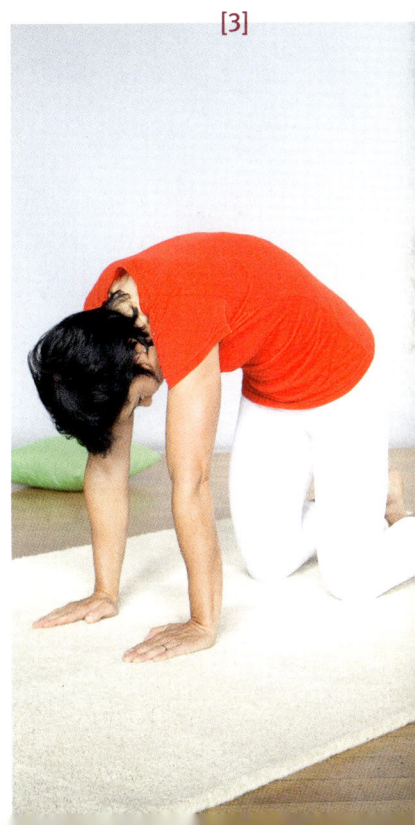

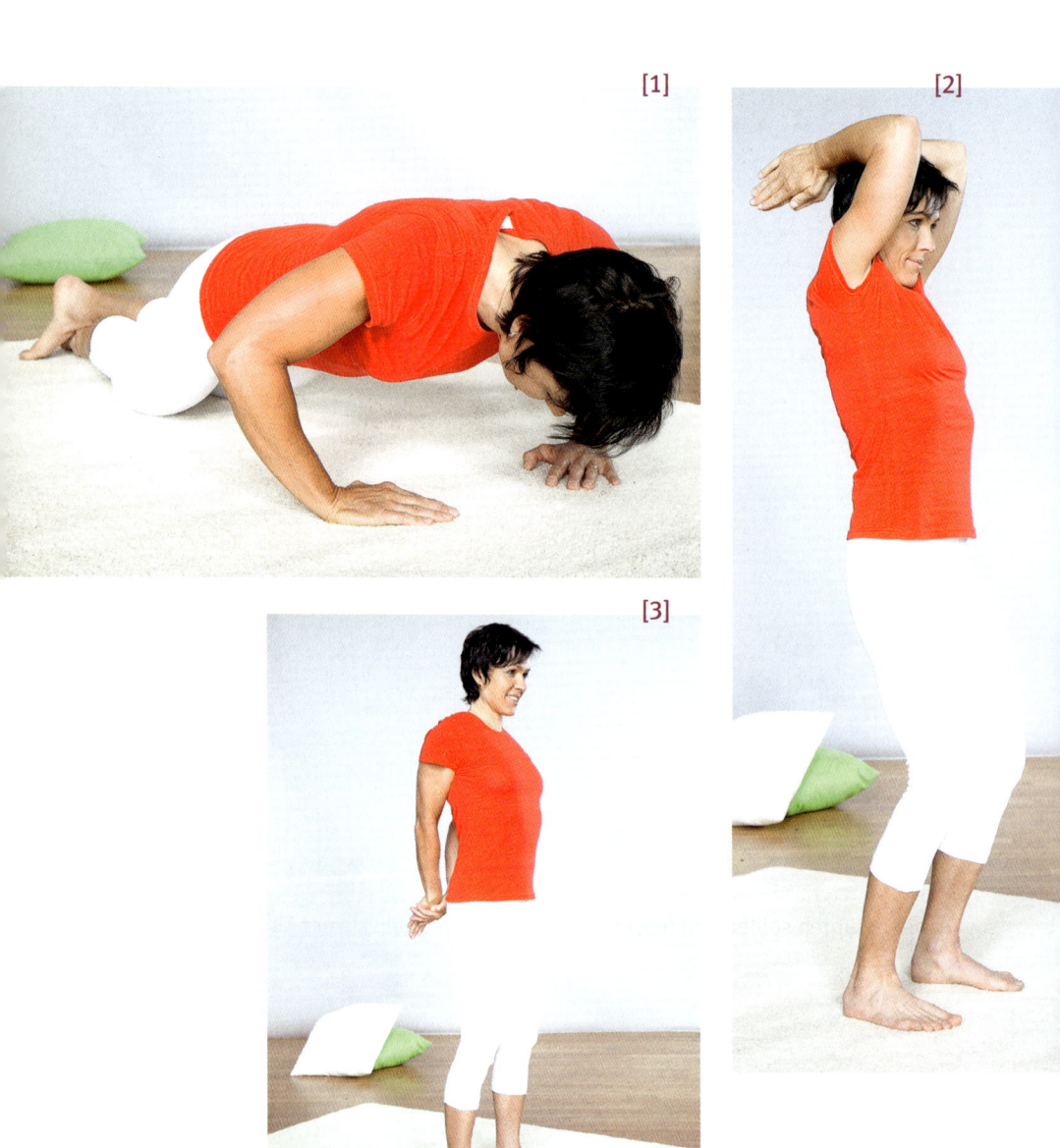

[1]

[2]

[3]

DIENSTAG

Für eine gute Haltung:
kräftige Brustmuskeln

[1] **Antagonist.** Begeben Sie sich in den weit gestreckten Vierfüßlerstand. Ihre Hände platzieren Sie unter Ihren Schultern, die Knie befinden sich unter den Hüftknochen. Verschränken Sie Ihre Füße und heben Sie gleichzeitig die Unterschenkel etwas an. Berühren Sie nun mit Ihrer Nasenspitze zwischen den Händen fast den Boden, dabei lassen Sie sich aber nicht fallen. Anschließend den Körper wieder langsam nach oben drücken.
3 Durchgänge, 12 bis 15 Wiederholungen

[2] **Synergist.** Armstrecker: Stellen Sie sich gerade hin, Beine hüftbreit geöffnet, Knie leicht gebeugt. Nehmen Sie die Arme über den Kopf, die Ellbogen zeigen nach vorne. Nun beugen und strecken Sie die Unterarme hinter Ihrem Kopf, wobei die Oberarme den Kopf während der Übung immer berühren sollten und fest angespannt sind.
3 Durchgänge, 12 bis 15 Wiederholungen

[3] **Dehnen.** Sie stehen gerade, Beine sind hüftbreit geöffnet, Knie sind leicht gebeugt. Bauch und Po fest anspannen. Strecken Sie Ihre Arme hinter den Körper und fassen Sie Ihre Hände oder ein Handgelenk. Nun drücken Sie langsam die gestreckten Arme nach oben, so weit es geht, dabei spannen Sie Ihre Arme an. Schultern außerdem kräftig nach hinten und unten ziehen. Stehen Sie gerade, beugen Sie sich nicht nach vorne. Nicht nachfedern.
2 Durchgänge, 15 bis 20 Sekunden in der Dehnung halten

Gut zu wissen

Kissen unter die Knie

Ihre Knie liegen nicht gerne auf dem bloßen Boden. Um Schmerzen zu vermeiden, legen Sie sich ein kleines Kissen oder eine Handtuchrolle unter die Knie (Übung 1).

MITTWOCH | Bizeps: für wohlgeformte Arme

[1] **Agonist.** Stellen Sie sich gerade hin, Beine sind leicht geöffnet, Knie leicht gebeugt. Bauch und Po anspannen. Halten Sie beide Ellbogen direkt am Körper, wobei die Arme nicht ganz gestreckt sind. Hände bilden eine Faust, Daumen nach außen. Die Arme beugen (Faust bis Brusthöhe) und wieder strecken. Die Ellbogen befinden sich immer am Körper. Während der Übung die Arme fest anspannen.
3 Durchgänge, 12 bis 15 Wiederholungen

[2] **Synergist.** Brustmuskulatur: Stellen Sie sich gerade hin, Beine sind leicht geöffnet, Knie leicht gebeugt. Bauch und Po anspannen. Arme im rechten Winkel nach oben. Führen Sie nun die Ellbogen und Unterarme vor dem Körper so zusammen, dass sie sich berühren. Ellbogen, Unterarme und Handinnenflächen dabei fest aneinanderdrücken. Atmen Sie während der Übung gleichmäßig weiter.
3 Durchgänge, 12 bis 15 Wiederholungen, 1 bis 2 Sekunden in der Spannung halten

[3] **Dehnen.** Stehen Sie gerade mit dem Gesicht zur Wand. Strecken Sie einen Arm auf Schulterhöhe aus und legen Sie die Handfläche auf der Wand auf. Drehen Sie Ihren Oberkörper leicht aus, sodass Bizeps, Armbeuger und Brustmuskulatur gedehnt werden. Seitenwechsel.
3 Durchgänge je Arm, 15 bis 20 Sekunden in der Dehnung halten

Gut zu wissen

Handgelenksposition

Bei Übungen, in denen die Arme zum Einsatz kommen, sollten Sie die Handgelenke weder extrem beugen noch extrem überstrecken. Die Hand/Faust bzw. die Handflächen bleiben immer in der Verlängerung des Unterarms.

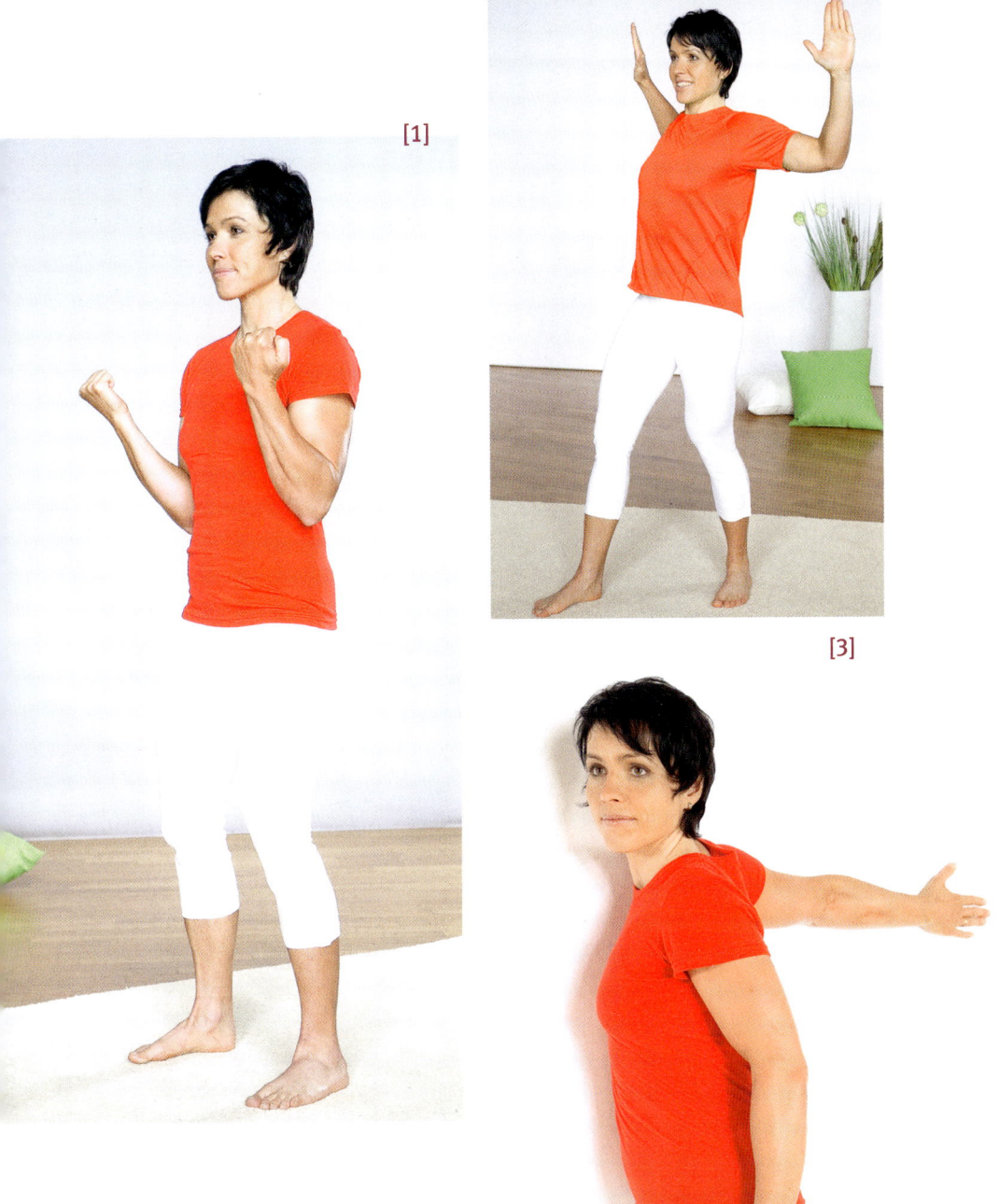

[1]

[2]

[3]

So überlisten Sie Ihren inneren Schweinehund

Wie schaffen Sie es nur, nicht nachlässig zu werden und regelmäßig weiter zu trainieren? Ganz einfach: Lassen Sie Ihren inneren Schweinehund nicht die Oberhand gewinnen. Er ist der wahre Übeltäter, mit dem niemand etwas zu tun haben möchte, aber er meldet sich immer wieder bei den unmöglichsten Gelegenheiten, nämlich dann, wenn Sie gerade trainieren möchten. Überlisten Sie Ihren inneren Schweinehund!

- Schreiben Sie auf einen Zettel, was Sie sich vom Training erhoffen.
- Sie freuen sich jeden Morgen auf die erste Tasse Kaffee? Gönnen Sie sich diesen Genuss aber erst nach dem Training, denn ohne Training gibt es keinen Kaffee.
- Sprechen Sie mit Ihrem Partner, Ihrer Familie über Ihre Absicht, täglich 10 Minuten zu trainieren. Weil Sie das Gefühl hassen, vor anderen zugeben zu müssen, schon wieder nicht trainiert zu haben, absolvieren Sie ganz brav Ihr tägliches Muskeltraining.

Motivationscheck

Sie wollen etwas in Ihrem Leben und an Ihrer Figur ändern? Dann suchen Sie Antworten auf die drei folgenden Fragen:

- Warum will ich langfristig etwas in meinem Leben ändern?
- Warum will ich langfristig etwas an meiner Figur ändern?
- Warum darf es langfristig nicht so bleiben, wie es ist?

Ihre Antworten werden Sie motivieren, regelmäßig weiterzutrainieren. Und nicht vergessen: Motivation schafft Energie und diese Energie bringt Sie peu à peu zu Ihrem Ziel. Und schon bald werden Sie es erleben: Sie sehen besser aus, Sie fühlen sich besser, Sie sind beweglicher. Das fällt natürlich auch Ihrer Umgebung auf.

Erwarten Sie andererseits aber nicht zu viel von Ihrem täglichen Training. Sie werden nie aussehen wie Madonna oder ein junges Model. Aber Sie sind ein besonderer Mensch, der von Familie und Freunden heiß geliebt wird. Das Bisschen, das Sie an sich selbst noch stört, trainieren Sie in ein paar Wochen einfach weg.

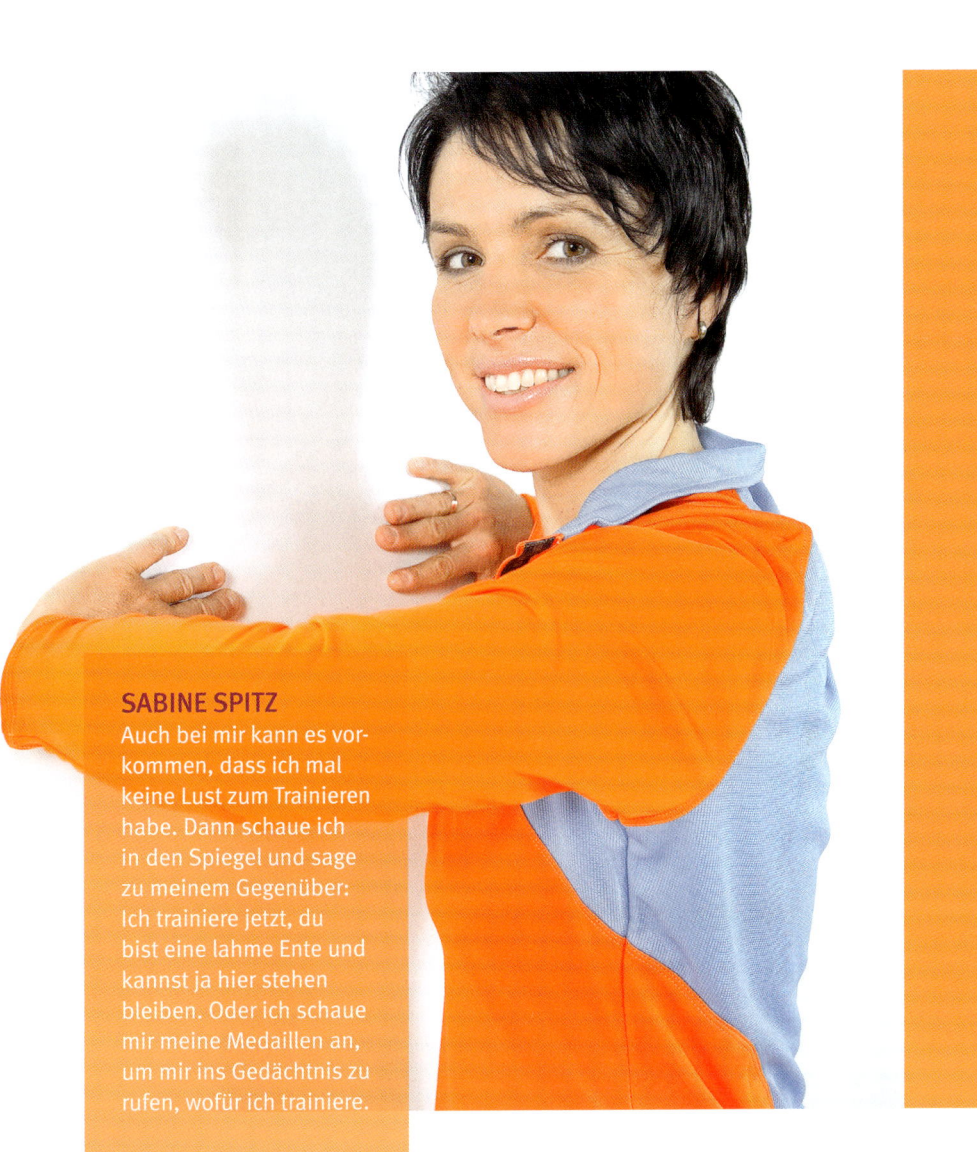

SABINE SPITZ

Auch bei mir kann es vor-
kommen, dass ich mal
keine Lust zum Trainieren
habe. Dann schaue ich
in den Spiegel und sage
zu meinem Gegenüber:
Ich trainiere jetzt, du
bist eine lahme Ente und
kannst ja hier stehen
bleiben. Oder ich schaue
mir meine Medaillen an,
um mir ins Gedächtnis zu
rufen, wofür ich trainiere.

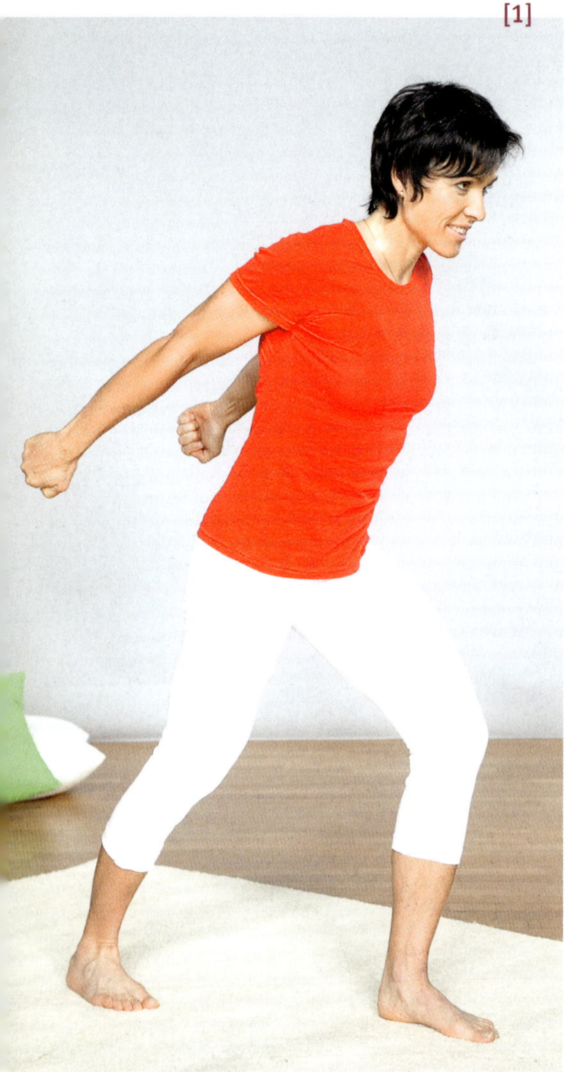

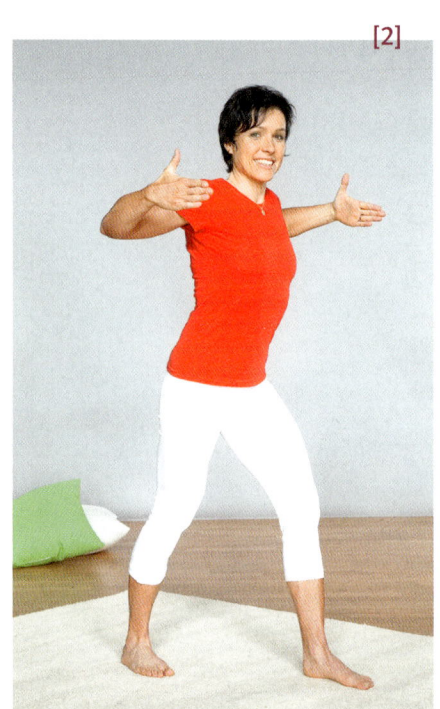

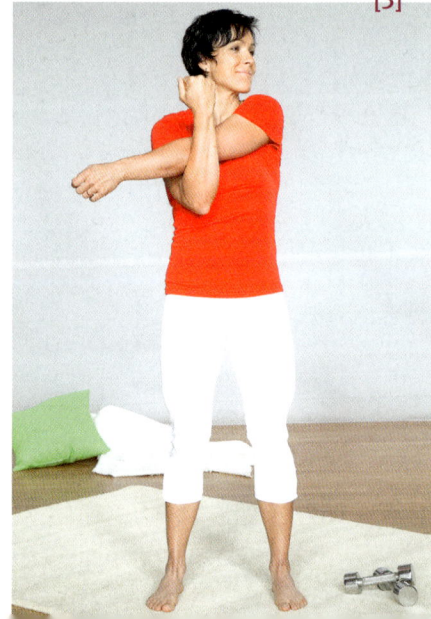

DONNERSTAG

[1] **Antagonist.** Machen Sie aus dem hüftbreiten Stand einen Schritt nach vorne, verlagern Sie Ihr Gewicht auf das vordere gebeugte Bein. Bauch und Po anspannen. Arme werden nach hinten gestreckt. Ellbogen und Schultern bilden eine Linie. Den Oberkörper leicht nach vorne beugen und den Rücken gerade halten. Die gestreckten Arme nun nach vorne beugen. Dabei bleiben die Oberarme immer an der gleichen Stelle fixiert.
3 Durchgänge, 12 bis 15 Wiederholungen

[2] **Synergist.** Oberer Rücken: Machen Sie aus dem hüftbreiten Stand einen Schritt nach vorn. Bauch und Po anspannen. Die Arme auf Schulterhöhe im rechten Winkel heben, Unterarme zeigen nach innen. Ellbogen ziehen nach hinten, wobei die Schulterblätter fest zusammengedrückt werden.
3 Durchgänge, 12 bis 15 Wiederholungen, 1 bis 2 Sekunden in der Spannung halten

[3] **Dehnen.** Stellen Sie sich gerade hin, Beine sind leicht geöffnet, Knie leicht gebeugt. Bauch und Po anspannen. Strecken Sie den linken Arm etwa auf Schulterhöhe, wenn möglich leicht über Ihre rechte Schulter oder schräg vor den Körper. Mit dem rechten Unterarm drücken Sie von außen den linken Arm sanft über die Schulter oder Richtung Schulter. Seitenwechsel.
2 Durchgänge je Arm, 12 bis 15 Wiederholungen, 1 bis 2 Sekunden in der Dehnung halten

Gut zu wissen

Haltung beachten!

Je höher Sie bei Übung 3 die Ellbogen bekommen, desto besser. Allerdings sollten dabei die Schultern nicht nach vorne kippen.

FREITAG | Für eine schmale Taille: schräge Bauchmuskulatur

[1] **Agonist.** Legen Sie sich auf den Rücken. Beine anwinkeln. Legen Sie das linke Bein über das rechte, Knöchel befindet sich unterhalb des Knies. Fußspitzen sind angezogen. Spannen Sie den Bauch fest an und stützen Sie Ihren Kopf mit der rechten Hand. Nun ziehen Sie den rechten Ellbogen in Richtung linkes Knie und umgekehrt.

3 Durchgänge, 12 bis 15 Wiederholungen

[2] **Synergist.** Bauch, gerade Muskulatur: Legen Sie sich auf den Rücken. Beine anwinkeln, beide Füße stehen fest auf dem Boden. Ziehen Sie den Bauch fest ein und stützen Sie Ihren Kopf mit beiden Händen, Ellbogen zeigen nach außen. Fixieren Sie einen Punkt an der Decke, den Sie während der Übung fest anschauen. Mit der Ausatmung gehen Sie leicht nach oben, der untere Rücken bleibt am Boden. Mit der Einatmung legen Sie sich wieder zurück. Wenn möglich, dabei nie ganz mit dem Kopf den Boden berühren.

3 Durchgänge, 15 bis 20 Wiederholungen

[3] **Dehnen.** Sie liegen wie in der vorherigen Übung auf dem Rücken, völlig ausgestreckt, Arme liegen über dem Kopf auf dem Boden. Fußspitzen sind angezogen. Den Bauch fest einziehen. Der untere Rücken liegt am Boden. Nun ziehen Sie Ihren Körper auseinander: die Arme ziehen nach hinten, die Beine nach unten. Nicht die Luft anhalten.

2 Durchgänge, 15 bis 20 Sekunden in der Dehnung halten

Gut zu wissen

Bauch einziehen

Bauch anspannen bedeutet nichts anderes, als den Bauch einzuziehen oder den Bauchnabel nach innen zu ziehen. Achten Sie darauf, dass beim Bauchanspannen die Schultern nicht zu den Ohren wandern.

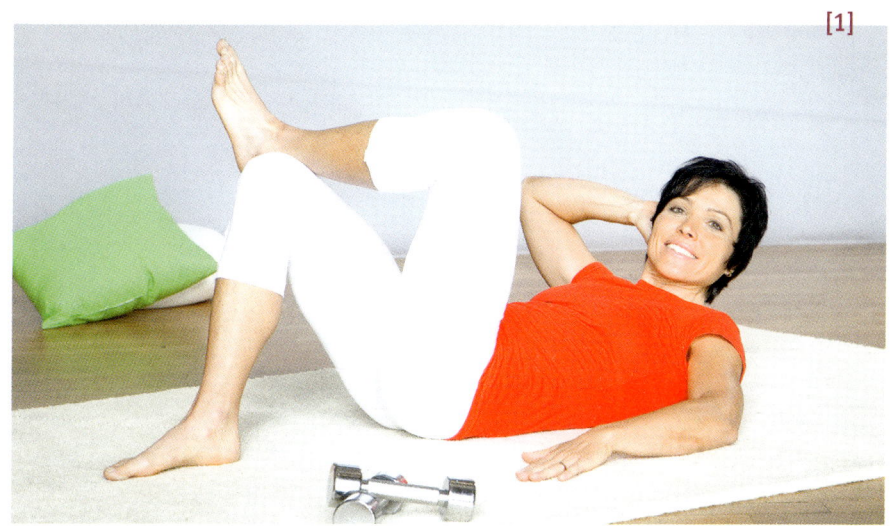

[1]

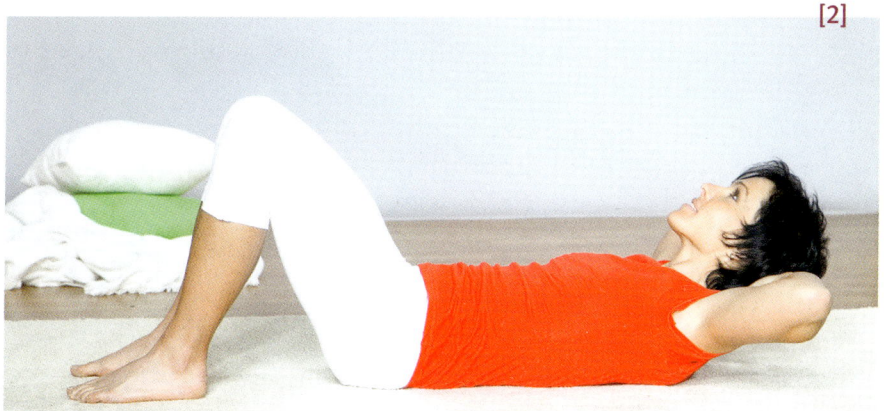

[2]

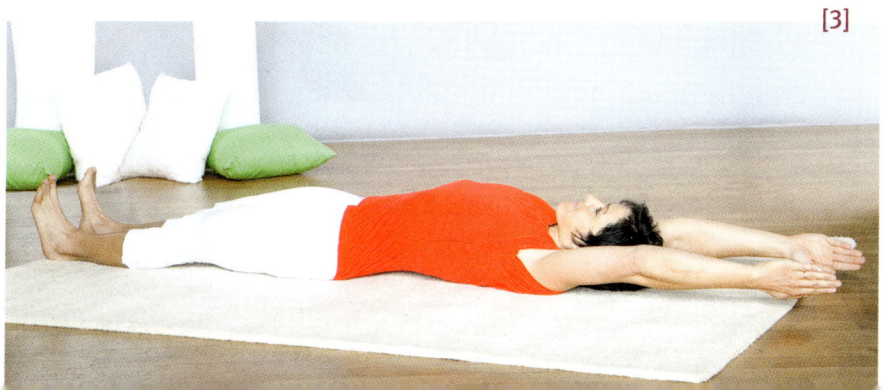

[3]

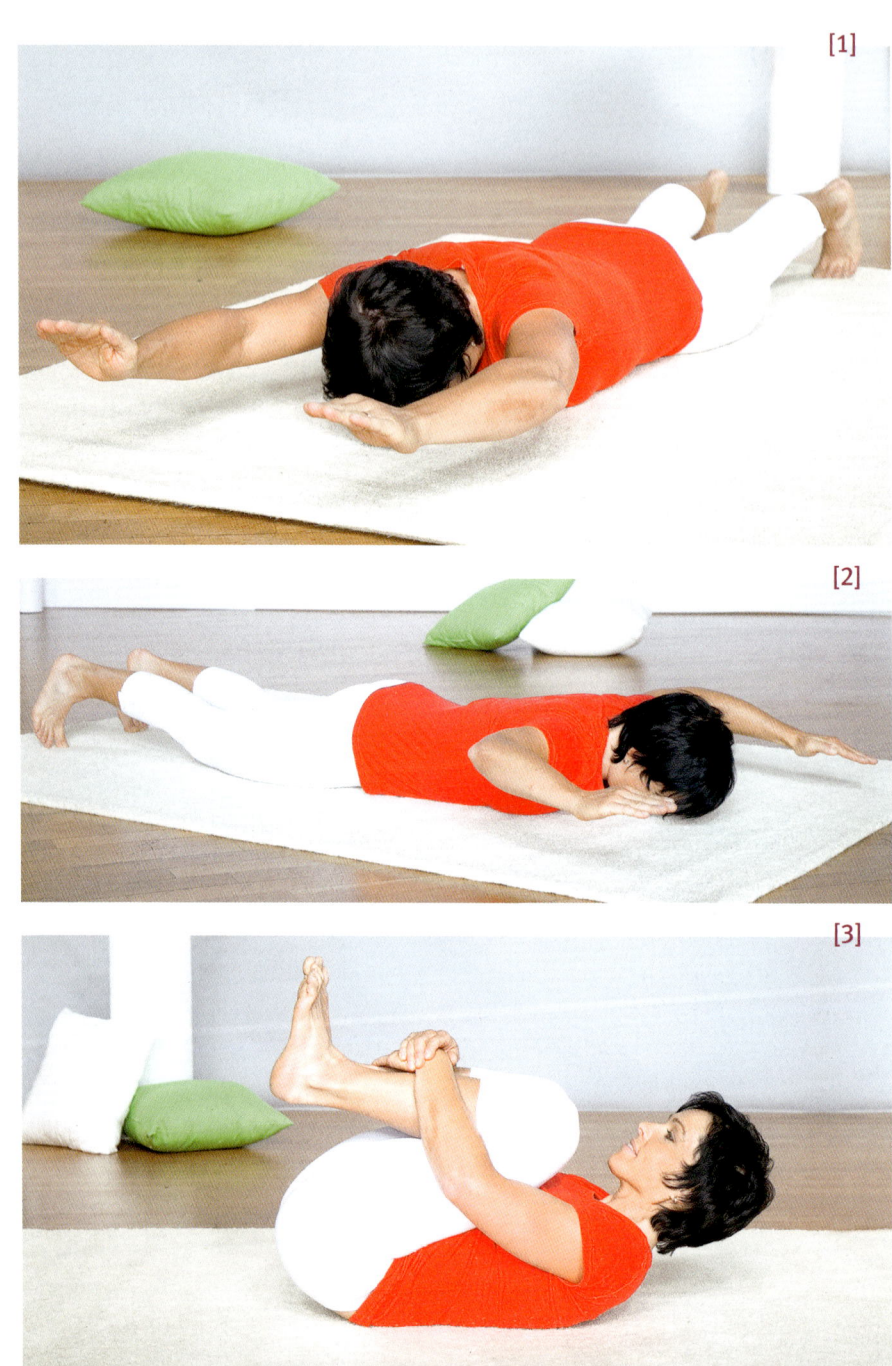

[1] **Antagonist.** Sie liegen auf dem Bauch, Beine sind ausgestreckt und ein wenig geöffnet. Die Fußspitzen sind angezogen. Der Nacken ist gerade. Die Stirn berührt den Boden. Nehmen Sie die Arme gestreckt nach vorne, Ellbogen sind leicht gebeugt. Nun heben Sie die ausgestreckten Arme hoch bis zu den Ohren. Schultern nach hinten und unten ziehen. Die Brust liegt auf dem Boden.
3 Durchgänge, 12 bis 15 Wiederholungen

[2] **Synergist.** Oberer Rücken: Legen Sie sich auf den Bauch, Arme angewinkelt auf Schulterhöhe neben dem Körper, Handflächen zeigen nach unten. Die Beine sind ausgestreckt und ein wenig geöffnet. Die Füße sind angezogen. Bauch und Po leicht anspannen und den Nacken strecken, indem Sie den Kopf gerade halten und ein leichtes Doppelkinn machen. Beim Ausatmen ziehen die Ellbogen nach oben, die Schultern fest zusammendrücken. Einatmen bei der Entspannung.
3 Durchgänge, 12 bis 15 Wiederholungen

[3] **Dehnen.** Sie liegen auf dem Rücken. Ziehen Sie die Knie bis zur Brust und umfassen Sie mit beiden Armen die Beine unterhalb des Knies. Kopf und oberen Rücken leicht anheben. Die Nasenspitze zeigt in Richtung des Knies. Nun kreisen Sie langsam, mal rechts herum und mal links herum oder vor und zurück.
2 Durchgänge, 15 bis 20 Sekunden herumkugeln

Gut zu wissen

Rückenschmerzen

Wenn Sie unter Rückenbeschwerden leiden, legen Sie sich bei dieser Übung ein dünnes Kissen oder eine Handtuchrolle unter den Bauch.

Wie geht es mir nach der ersten Woche?

Gut, richtig gut! Sie fühlen sich leichter, beschwingter, einfach besser, aufgeräumter und vitaler. Und oh, wie schön! Die erste Woche ist rum und Sie sind gespannt wie ein Flitzebogen, ob Ihr Training sichtbar ist. Zentimetermaß her, Spiegel her!

Der Spiegelcheck

Wo ist Ihr Tagebuch mit den Maßen, die Sie vor einer Woche aufgeschrieben haben? Mal ganz ehrlich, die Zahlen haben sich nur wenig geändert, aber wenn Sie in Ihren Oberarm kneifen und in den Hüftspeck greifen und sich Ihre Oberschenkel ansehen, müssen Sie feststellen: Es ist alles ein wenig fester geworden. Und jetzt der ehrliche Spiegelcheck! Von vorne, von der Seite, schräg von hinten.

Alles sieht richtig gut aus!

Jetzt können Sie voll Stolz zu Ihrem Partner sagen: „Schatz, schau mal! Lauter Muckies, und alle gehören mir. Und pass bloß auf, nächste Woche sehe ich noch besser aus und zeige dir, wie Bizeps und Trizeps gewachsen sind. Den Wasserkasten darfst du trotzdem weiter aus dem Keller holen."

Muskeln lieben es fett und süß

Eine gut trainierte Muskulatur gewinnt ihre Energie fast ausschließlich aus Zucker und Fett. Je öfter und länger Ihre kleinen Kraftpakete zum Einsatz kommen, desto mehr werden die Muskeln Ihre Fettreserven anzapfen und verbrennen.

Hüftgold ade! Kugelbäuchlein ade! Und das mit der Cellulite bekommen Sie auch noch in den Griff.

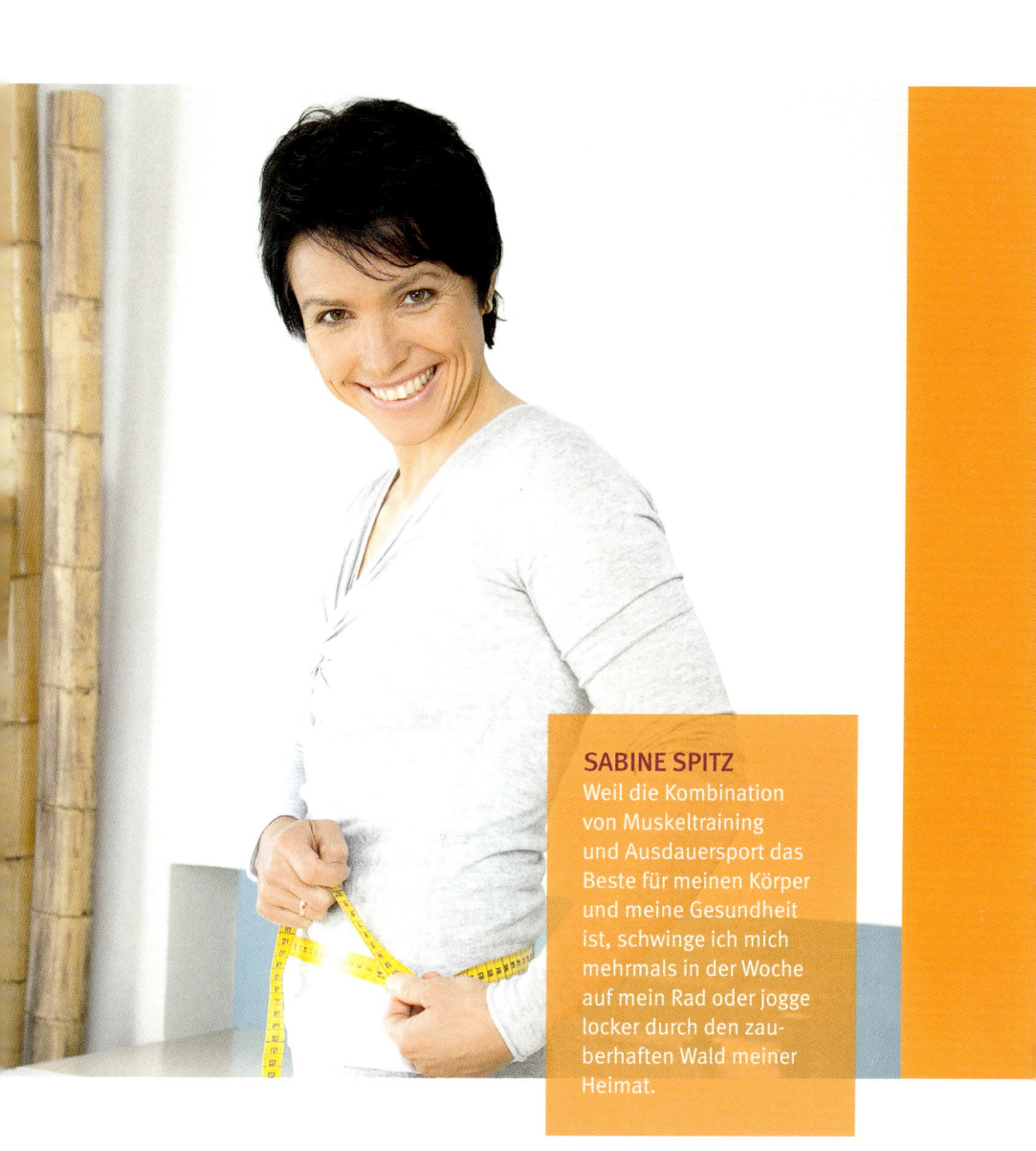

SABINE SPITZ
Weil die Kombination von Muskeltraining und Ausdauersport das Beste für meinen Körper und meine Gesundheit ist, schwinge ich mich mehrmals in der Woche auf mein Rad oder jogge locker durch den zauberhaften Wald meiner Heimat.

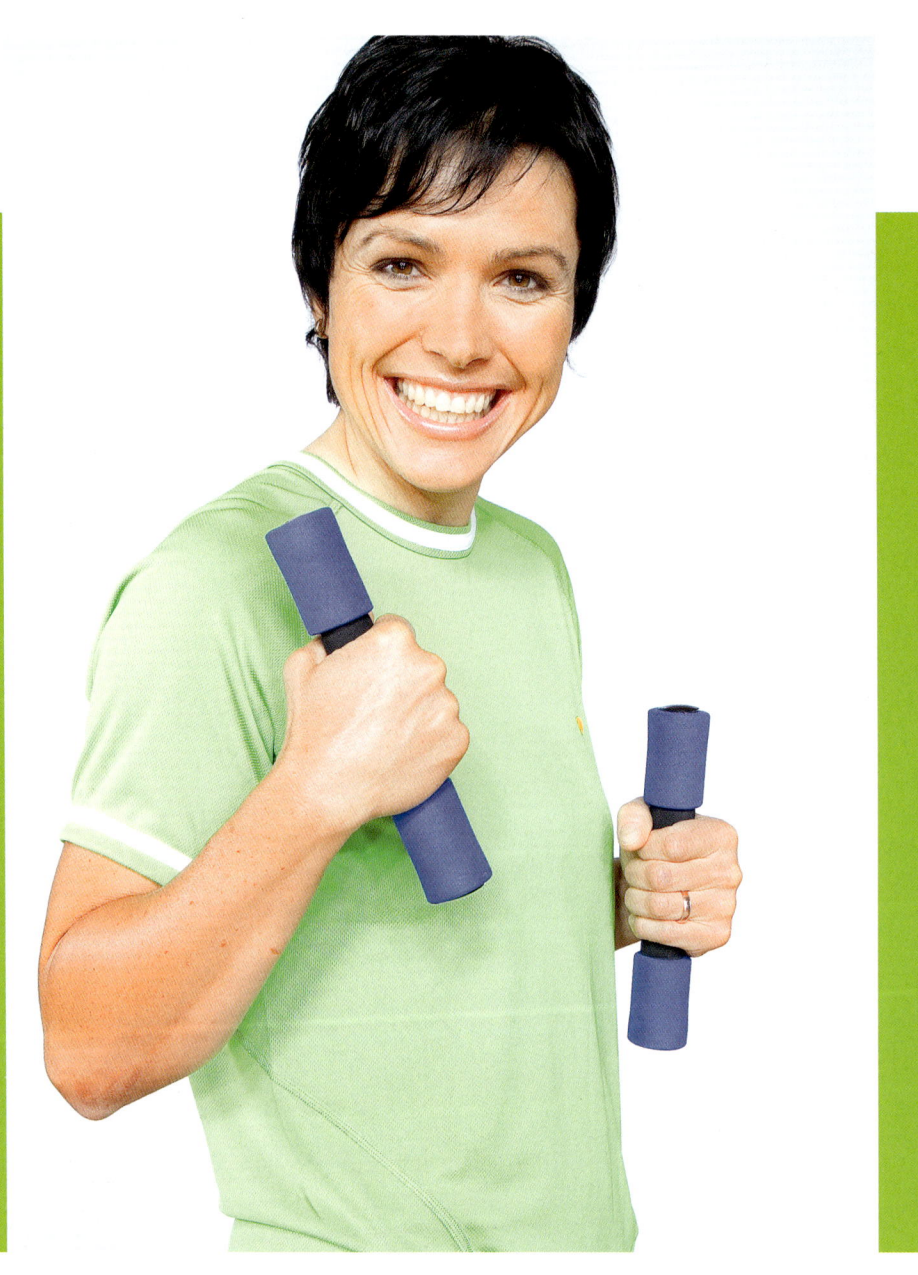

AUF GEHT'S IN DIE ZWEITE RUNDE

War doch gar nicht so schwer, die erste Woche – oder? Da der Mensch ein Gewohnheitstier ist, gehört Ihr Muskeltraining ab heute genauso zum täglichen Programm wie Zähne putzen, duschen, Haare kämmen und frühstücken. In dieser zweiten Woche trainieren Sie die wichtigsten Muskeln mit anderen Übungen, damit Sie am Ende noch strahlender und schöner vor dem Spiegel stehen.

MONTAG | Für einen festen Po

2

[1] **Agonist.** Stellen Sie sich mit dem Gesicht nach vorn mit beiden Handflächen an eine Wand, Arme etwas weiter als schulterbreit auseinander, Ellbogen sind leicht gebeugt. Fußspitzen zeigen gerade zur Wand. Den Po fest anspannen. Das rechte Knie bis zum Bauchnabel hochziehen und das Bein schräg nach hinten wegstrecken und leicht anheben, ganz ohne Schwung. Anschließend wieder bis zum Bauchnabel anheben und gerade nach hinten strecken. Die Übung ohne Schwung ausführen. Seitenwechsel.

3 Durchgänge je Bein, 12 bis 15 Wiederholungen

[2] **Synergist.** Hinterer Oberschenkel: Legen Sie sich auf den Rücken, Arme neben dem Körper, Handflächen liegen am Boden. Stellen Sie die Füße auf und nahe an den Po heran. Nun heben Sie langsam den Po, bis die Hüfte gestreckt ist. Oberkörper und Oberschenkel bilden eine gerade Linie. Jetzt drücken Sie Ihre Knie fest zusammen und halten die Spannung in Po und Oberschenkel. Den Po langsam wieder senken und auf dem Boden ablegen. Kurze Pause und wieder die Spannung aufbauen.

5 Durchgänge, 5 bis 8 Sekunden in der Spannung halten

[3] **Dehnen.** Legen Sie sich auf den Rücken, Beine sind ausgestreckt, Fußspitzen angezogen. Fassen Sie mit beiden Händen den rechten Oberschenkel und ziehen Sie das Bein ganz ausgestreckt langsam an den Körper heran. Währenddessen liegt das linke Bein ausgestreckt am Boden. Machen Sie kein Hohlkreuz, Lendenwirbelsäule und Schultern fest auf den Boden drücken. Seitenwechsel.

2 Durchgänge, 15 bis 20 Sekunden in der Dehnung halten

Gut zu wissen

Für Fortgeschittene

Sie können Übung 2 für einen schönen festen Po etwas intensivieren, indem Sie die gleiche Stellung auf dem Boden einnehmen, jedoch ohne den Po auf den Boden abzulegen.

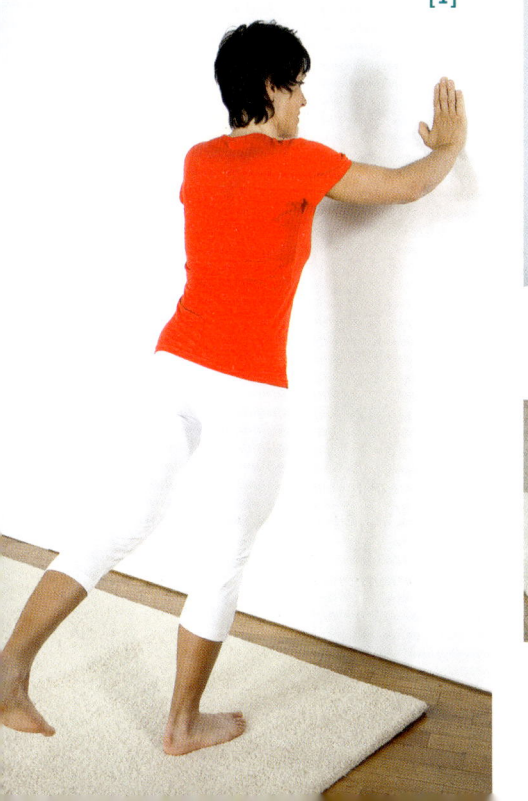

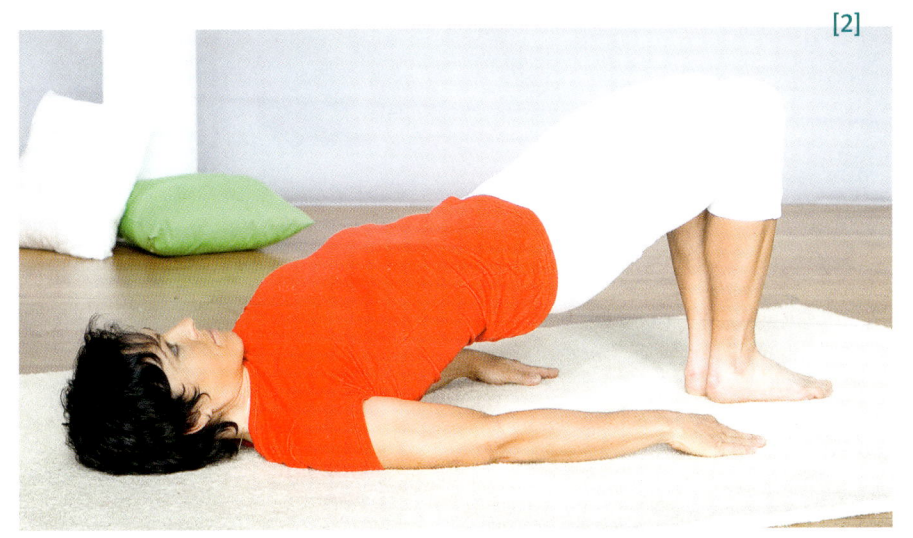

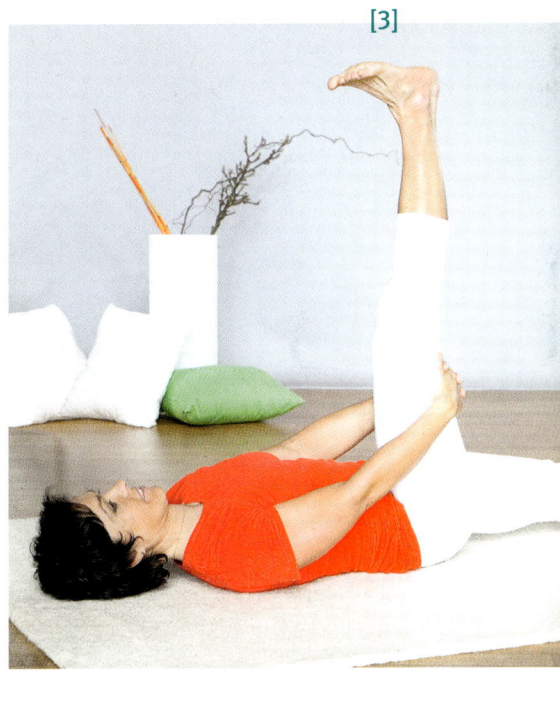

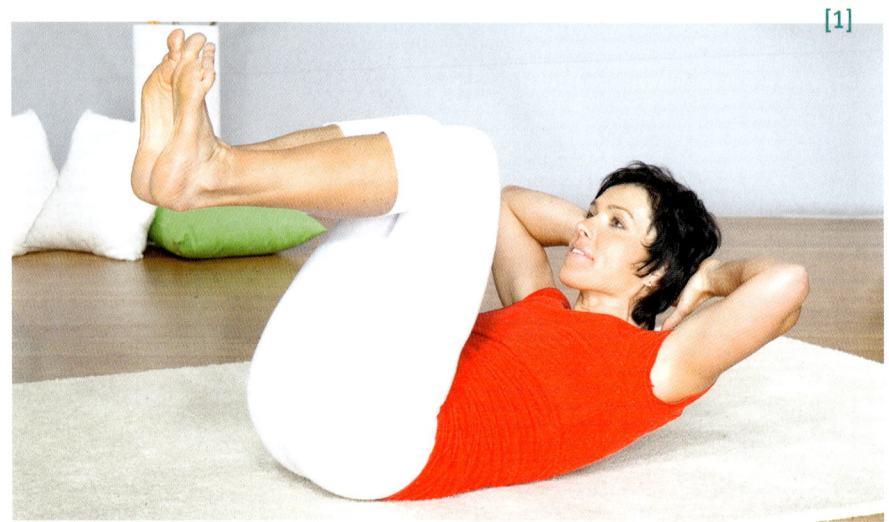

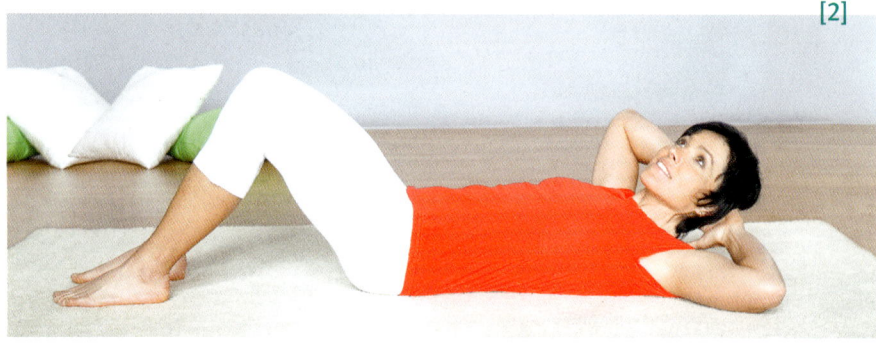

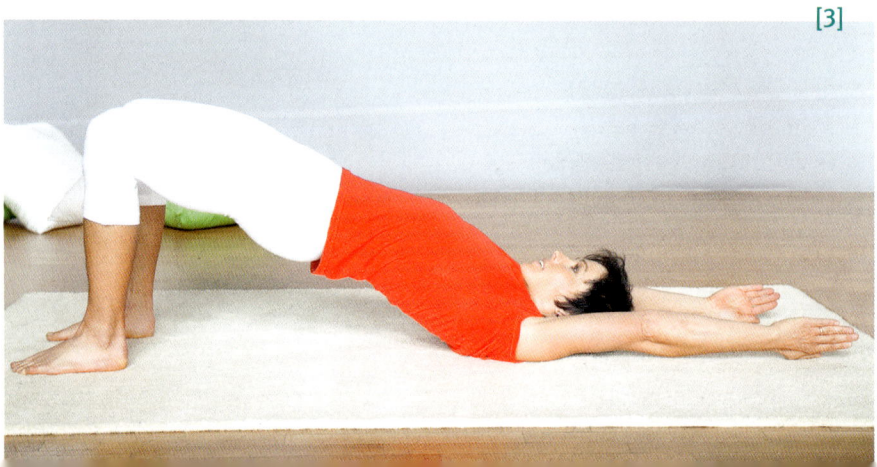

Für einen flachen Bauch:
gerade Bauchmuskulatur

2

[1] **Antagonist.** Sie liegen mit dem Rücken am Boden. Den Bauch fest anspannen. Die Lendenwirbelsäule liegt fest auf dem Boden. Heben Sie die Beine nach oben, beugen Sie Ihre Knie. Oberschenkel und Unterschenkel bilden einen 90-Grad-Winkel. Fußspitzen sind angezogen und Beine hüftbreit geöffnet. Stützen Sie Ihren Kopf mit den Händen, nicht ziehen. Der Nacken ist gerade. Jetzt heben Sie den Oberkörper und ziehen gleichzeitig Ihre Oberschenkel (Knie) Richtung Brust. Kurz halten und wieder in die Ausgangsposition zurückgehen. Den Oberkörper aber nicht ganz ablegen.
3 Durchgänge, 12 bis 15 Wiederholungen

[2] **Synergist.** Schräge Bauchmuskulatur: Legen Sie sich auf den Rücken. Beine sind im rechten Winkel angestellt. Fußspitzen stehen am Boden. Fingerspitzen hinter die Ohren legen, Ellbogen zeigen nach außen. Bauch und Po anspannen. Nun versuchen Sie, die rechte Schulterinnenseite in Richtung linkes Knie zu ziehen.
3 Durchgänge, pro Seite 10 bis 12 Wiederholungen

[3] **Dehnen.** Sie liegen immer noch auf dem Rücken. Arme liegen ausgestreckt hinter dem Kopf, Handrücken auf dem Boden. Die Beine sind angestellt, Füße am Boden. Bauch und Po anspannen. Heben Sie langsam, soweit es geht, das Becken. Oberschenkel und Oberkörper müssen eine Linie bilden. Langsam das Becken von oben abrollen. Nicht ganz den Boden berühren und wiederholen.
2 Durchgänge, 15 Sekunden in der Dehnung halten

Gut zu wissen

Langsam anspannen

Der Bauch ist ein Haltemuskel. Deshalb müssen alle Bauchübungen sehr langsam und in der Endphase (= in der Spannung) haltend ausgeführt werden.

2

[1] **Agonist.** Stellen Sie sich gerade vor einen hohen Stuhl. Legen Sie die Hände auf die Lehne. Evtl. ein Kissen oder Handtuch darunterlegen. Leicht vorbeugen, Rücken und Nacken sind gerade. Bauch, Po und Oberschenkel anspannen. Das linke Bein fast bis zum Po beugen und wieder langsam senken. Dabei bleiben die Knie parallel. Die Fußspitze ist angezogen. Seitenwechsel.

3 Durchgänge pro Bein, 15 Wiederholungen

[2] **Synergist.** Po-Muskulatur: Sie liegen auf dem Bauch, Hände vor dem Kopf zusammenlegen und die Stirn darauf ablegen. Das Becken liegt fest auf dem Boden. Bauch und Po anspannen. Den linken Oberschenkel anheben, das Knie beugen, Fußspitze ist angezogen und die Fußsohle zeigt zur Decke. Langsam den Oberschenkel abheben, das Bein bleibt während der Übung angewinkelt. Langsam senken, aber den Oberschenkel nicht am Boden ablegen. Seitenwechsel.

3 Durchgänge pro Bein, 15 bis 20 Wiederholungen

[3] **Dehnen.** Sie liegen auf dem Rücken. Linkes Bein ist abgelegt. Bauch und Po anspannen. Mit beiden Händen den rechten Oberschenkel umfassen, das Bein bleibt gerade, Fußspitze ist angezogen. Das rechte Bein zum Oberkörper ziehen. Seitenwechsel.

1 Durchgang pro Bein, 15 bis 20 Sekunden in der Dehnung halten

Gut zu wissen

Richtig atmen

Mit der Ausatmung führen Sie die Bewegung aus und mit der Einatmung gelangen Sie in die Ausgangsstellung. Achten Sie bei jedem Training auf eine gleichmäßige Atmung.

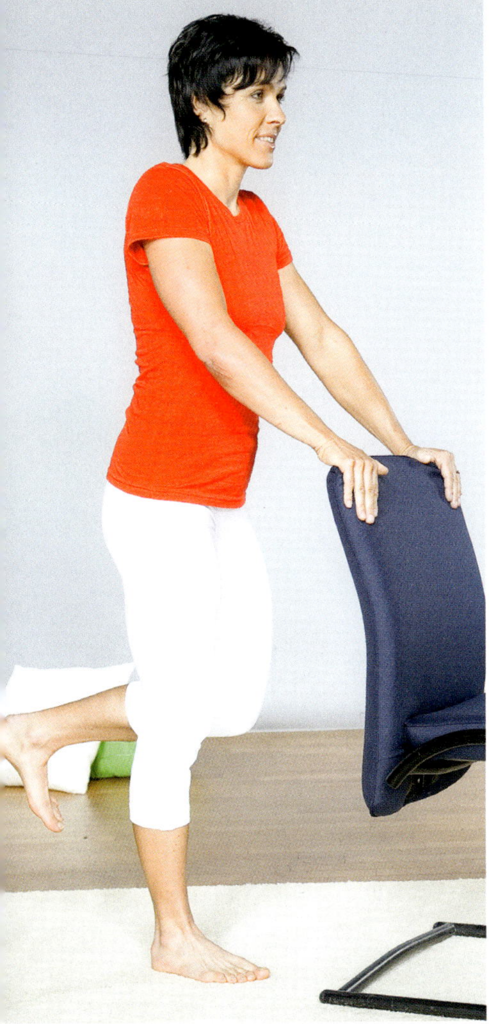

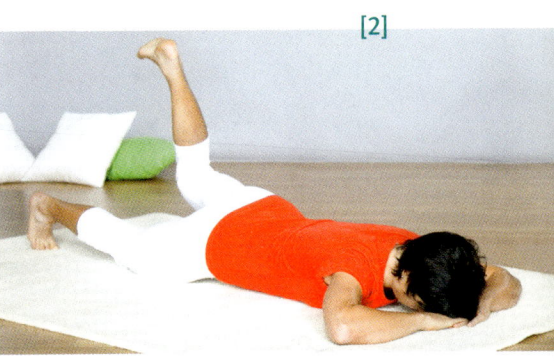

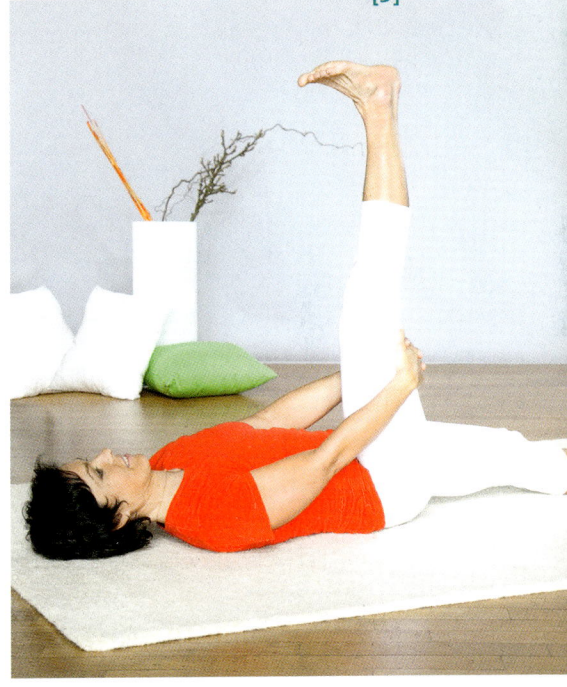

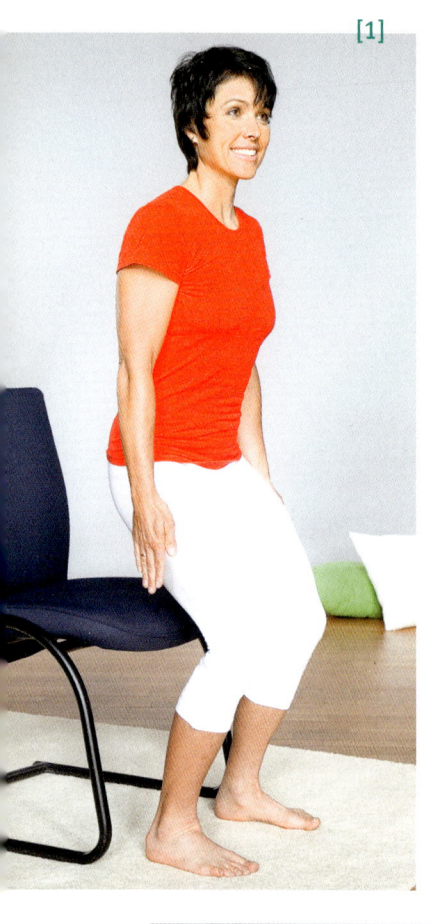

[1]

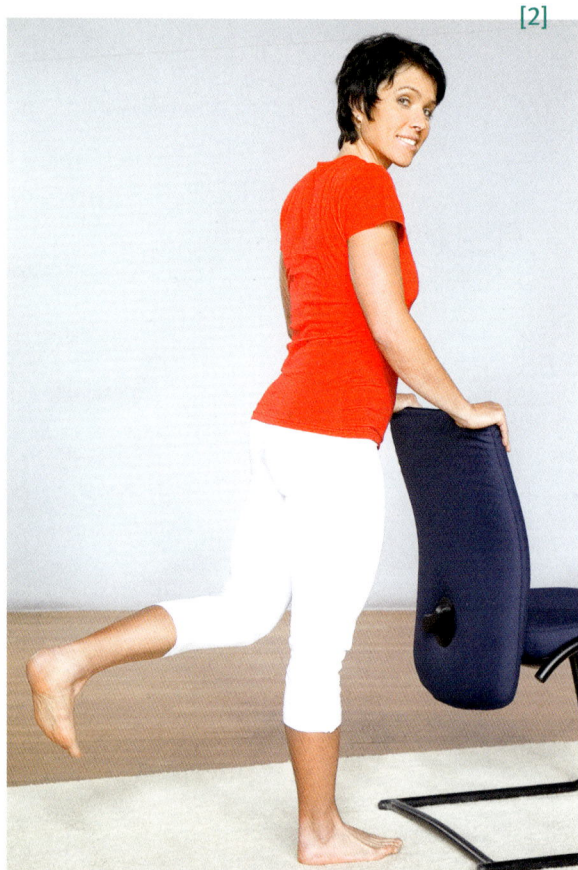

[2]

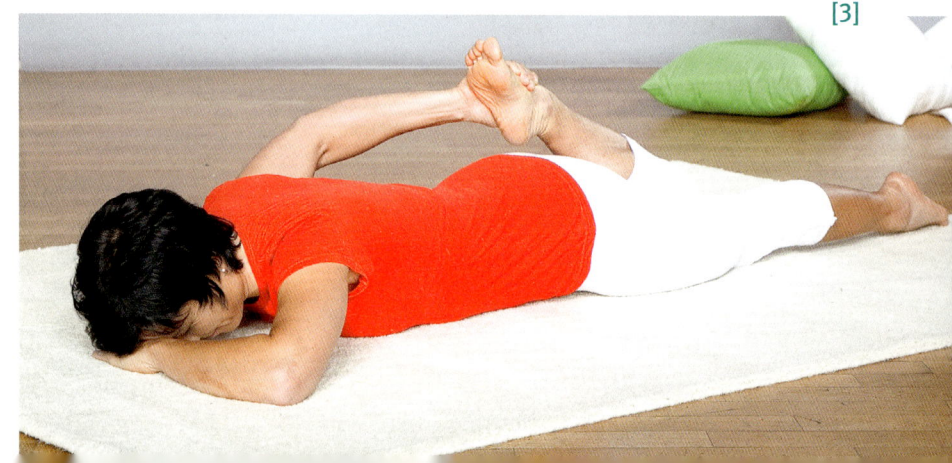

[3]

DONNERSTAG

Für schöne Beine: vordere Oberschenkelmuskulatur

2

[1] **Antagonist.** Setzen Sie sich mit gerader Haltung auf einen Stuhl. Sie sollten nicht zu tief sitzen. Füße stehen nebeneinander, Knie im rechten Winkel. Nacken ist gerade, der Rücken wird gestreckt, das Brustbein nach vorne strecken. Arme hängen locker seitlich am Körper. Bauen Sie im Oberschenkel Spannung auf und stehen Sie langsam ohne Schwung auf. Füße bleiben fest am Boden. Langsam mit Körperspannung wieder setzen und aufstehen.
3 Durchgänge, 10 bis 12 Wiederholungen

[2] **Synergist.** Hinterer Oberschenkelmuskel: Stellen Sie sich gerade vor einen hohen Stuhl. Legen Sie die Hände auf die Lehne. Evtl. ein Kissen oder Handtuch darunterlegen. Leicht vorbeugen, Rücken und Nacken sind gerade. Bauch, Po und Oberschenkel anspannen. Das linke Knie im 90-Grad-Winkel beugen. Nun zieht das angewinkelte Bein nach hinten oben, kurz halten und in die Ausgangsposition zurückkehren. Seitenwechsel.
3 Durchgänge pro Bein, 15 Wiederholungen, 1 bis 2 Sekunden in der Spannung halten

[3] **Dehnen.** Sie liegen auf dem Bauch und ziehen mit der rechten Hand den rechten Fuß zum Po. Bauch und Po anspannen. Becken bleibt am Boden liegen. Sollte die Dehnung nicht ausreichen, können Sie leicht das Knie anheben. Seitenwechsel.
2 Durchgänge, 15 bis 20 Sekunden in der Dehnung halten

Gut zu wissen

Laufen Sie mal barfuß!

Wer öfter ohne Strümpfe und Schuhe möglichst in freier Natur herumläuft, tut seinen Füßen etwas besonders Gutes. Nichts engt ein, trockener, kühler, rauer Untergrund oder feuchtes Gras massieren sanft die Fußsohlen. Besuchen Sie mal einen Barfußpark.

2

[1] **Agonist.** Stellen Sie sich gerade hin und halten Sie sich mit der linken Hand an einer Stuhllehne fest. Rechte Hand in die Taille legen. Bauch und Po fest anspannen. Den Rücken gerade halten. Das rechte Bein leicht zur Seite anheben, Fußspitze ist angezogen. Das rechte Bein ohne Schwung langsam aus der Hüfte zur Seite führen, kurz halten und wieder zurückführen, ohne den Fuß abzusetzen. Der Oberkörper bleibt aufrecht. Seitenwechsel.
3 Durchgänge pro Bein, 12 bis 15 Wiederholungen, 1 bis 2 Sekunden in der Spannung halten

[2] **Synergist.** Beinstrecker: Setzen Sie sich gerade auf einen Stuhl oder Hocker. Beugen Sie die Beine im 90-Grad-Winkel. Die Füße stehen fest auf dem Boden. Mit beiden Händen stützen Sie sich rechts und links an der Stuhl- oder Hockerkante ab. Heben Sie ausgestreckt das rechte Bein, Fußspitze ist angezogen, das Bein leicht nach außen drehen. Halten Sie kurz diese Stellung und beugen Sie wieder das Bein, ohne es auf

dem Boden abzusetzen, und wieder strecken. Seitenwechsel.
3 Durchgänge pro Bein, 12 bis 15 Wiederholungen, 1 bis 2 Sekunden in der Spannung halten

[3] **Dehnen.** Stehen Sie gerade. Stellen Sie das rechte Bein hinter das linke. Der rechte Arm zieht an der Hosennaht nach unten. Neigen Sie den Oberkörper leicht zur rechten Seite, dabei zieht der linke Arm rechts über den Kopf. Bei Seitenwechsel auch die Beinstellung wechseln.
2 Durchgänge pro Bein, 15 bis 20 Sekunden in der Dehnung halten

Gut zu wissen

Schicke Sportbekleidung

Auch wenn Sie zu Hause trainieren, sollten Sie das nicht in dem alten lila T-Shirt mit den süßen Glitzerherzchen tun. Sie müssen sich gut fühlen, wenn Sie in den Spiegel schauen. Schlabberkleidung lässt Sie gar nicht gut aussehen.

[1]

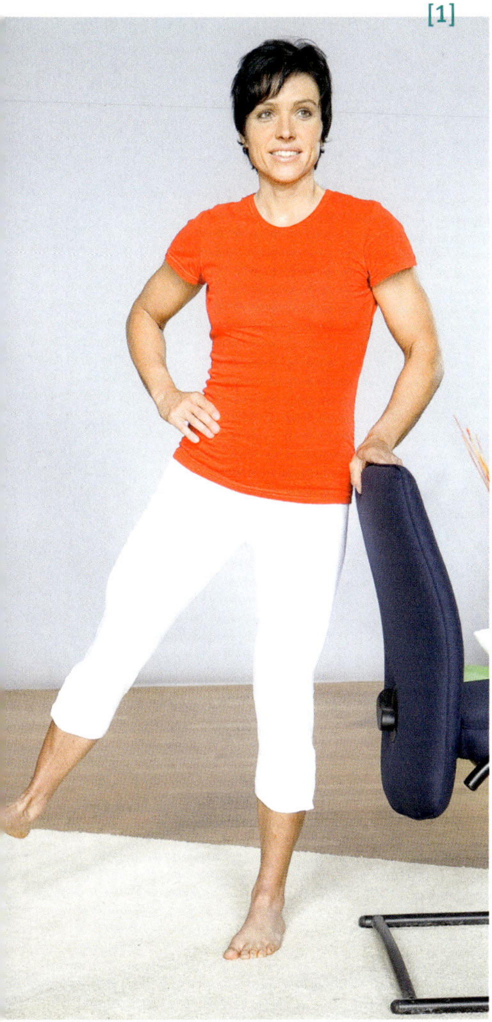

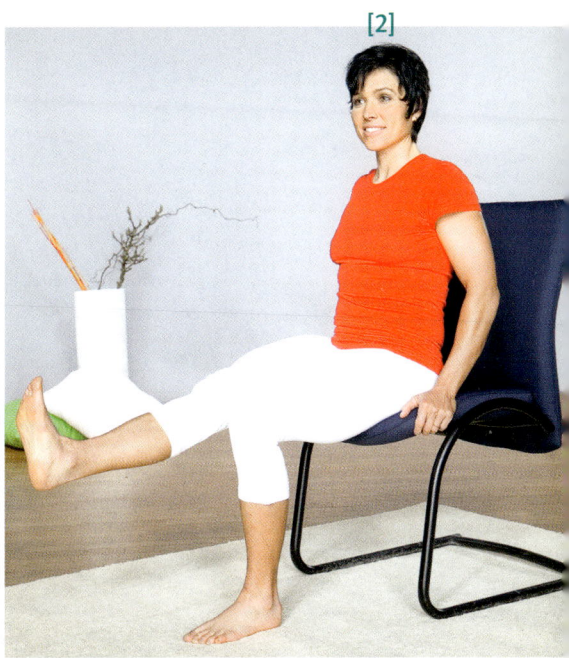

[2]

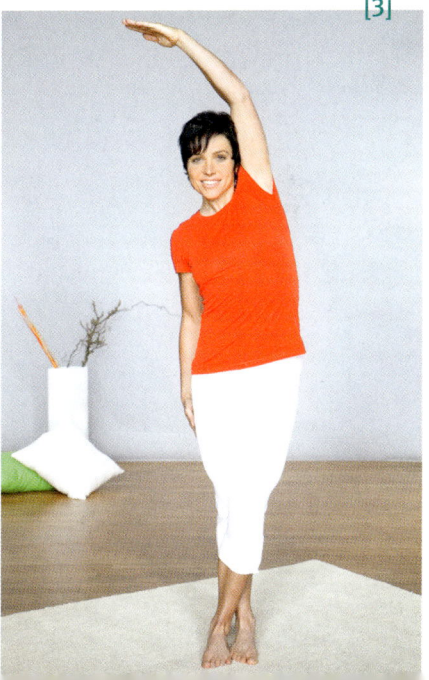

[3]

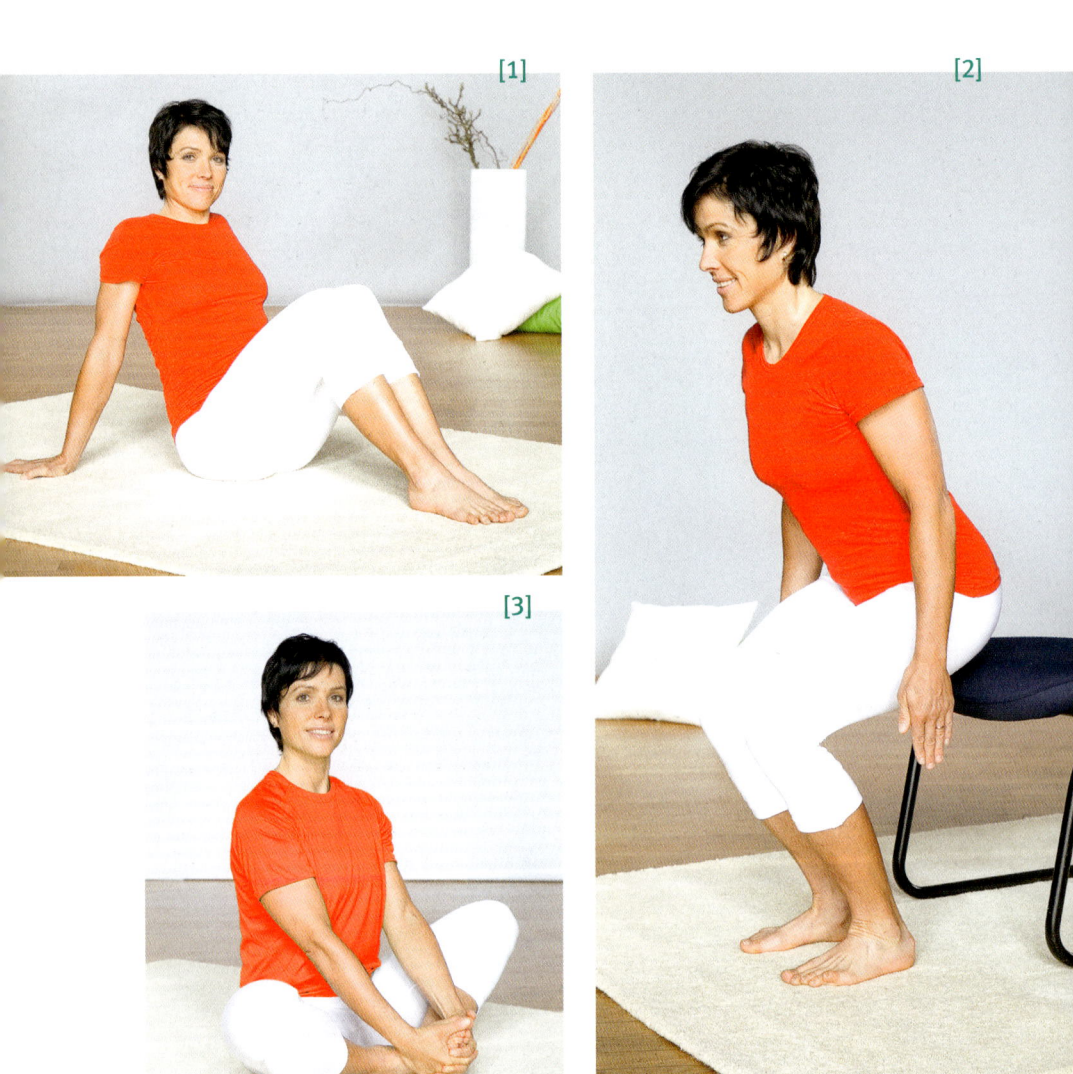

[1]

[2]

[3]

[1] Antagonist. Setzen Sie sich mit geradem Rücken auf den Boden. Stützen Sie sich hinter dem Rücken mit den Händen ab. Beide Beine sind im 90-Grad-Winkel gebeugt, Füße stehen fest auf dem Boden. Brustbein nach oben heben. Bauch einziehen. Drücken Sie Knie und Oberschenkel ganz fest aneinander und atmen dabei gleichmäßig weiter.

3 Durchgänge, 10 bis 12 Sekunden in der Spannung halten

[2] Synergist. Vorderer Oberschenkel: Stellen Sie sich gerade und hüftbreit mit dem Rücken zur Sitzfläche vor einen Stuhl. Bauch und Po anspannen. Setzen Sie sich nun mit dem Po nach hinten, bis Sie fast die Sitzfläche berühren und kommen wieder nach oben. Rücken bleibt gerade, Arme liegen seitlich am Körper an. Die Knie sollten nicht über die Fußspitze hinausragen.

3 Durchgänge, 8 bis 10 Wiederholungen

[3] Dehnen. Setzen Sie sich auf den Boden. Der Rücken ist gerade. Winkeln Sie die Beine an, Fußsohlen aneinanderlegen. Die Knie fallen nach außen. Die Ellbogen drücken die Knie in Richtung des Bodens. Nicht nachfedern.

2 Durchgänge, 15 bis 20 Sekunden in der Dehnung halten

2

Gut zu wissen

Lachen Sie sich putzmunter

Lachen ist eine der besten und zugleich vergnüglichsten Atemübungen. Denn wer kräftig lacht, holt automatisch tief Luft und lockert sein Zwerchfell. Der ganze Körper ist entspannt und nimmt mehr Sauerstoff auf. Lachen heilt keine Krankheit, aber macht mopsfidel und glücklich.

So schön ist Sonntag

Endlich ausschlafen! Keine Hektik, kein Stress, keine Termine – der ganze Tag verläuft in ruhigen Bahnen. Wenn Sie richtig gut ausgeschlafen sind, springen Sie aus dem Bett und öffnen die Fenster. Lassen Sie Luft und Sonne rein. Atmen Sie tief bis in den Brustkorb und Bauch. Langsam und sorgfältig ausatmen. Recken und strecken Sie sich, hüpfen Sie ein paar Mal auf der Stelle. Jetzt sind Sie wach und der Stoffwechsel ist angeregt.

Mit Schwung in den Tag

So machen Sie sich in wenigen Minuten fit für den Tag: Marschieren Sie 2–3 Minuten kräftig auf der Stelle, Knie bis zur Brust hochziehen, angewinkelte Arme bewegen sich mit und schwingen weit nach vorne und nach hinten. Nun legen Sie sich auf den Bauch, Bauch und Po fest anspannen. Heben Sie nun das rechte Bein und den linken Arm und umgekehrt. Jede Übung mit geradem Rücken etwa 10 Sekunden halten und 3-mal wiederholen. Gehen Sie in den Vierfüßlerstand und machen Sie abwechselnd einen Katzenbuckel und eine Hängebrücke. Übung langsam durchführen und 3- bis 5-mal wiederholen. Zum Schluss legen Sie sich auf den Boden, Beine liegen angewinkelt auf dem Bett oder einem Stuhl. Hände an die Ohren, Ellbogen zeigen nach außen. Ziehen Sie nun langsam Ihre Nasenspitze 10- bis 15-mal Richtung Zimmerdecke.

Jetzt wird's gemütlich

Jetzt sind Sie körperlich in guter Form für einen großartigen Sonntag! Tun Sie sich etwas Gutes. Körper und Seele brauchen heute mehr Aufmerksamkeit und viele Streicheleinheiten. Decken Sie sich einen schönen Frühstückstisch mit bunten Blumen, Ihren Lieblingsbrötchen und was Ihnen sonst noch so schmeckt – Hauptsache bunt und gesund. Frühstücken Sie mit Genuss und in Ruhe. Wozu haben Sie nach dem Frühstück Lust? Schrank aufräumen? Nein! Gartenarbeit? Jein!? Mit der besten Freundin zwei Stunden am Telefon quatschen? Ja! Oder schließen Sie sich mit einer Kanne Tee in Ihrem Bad ein, das Sie bald schon schön wie Aphrodite verlassen werden.

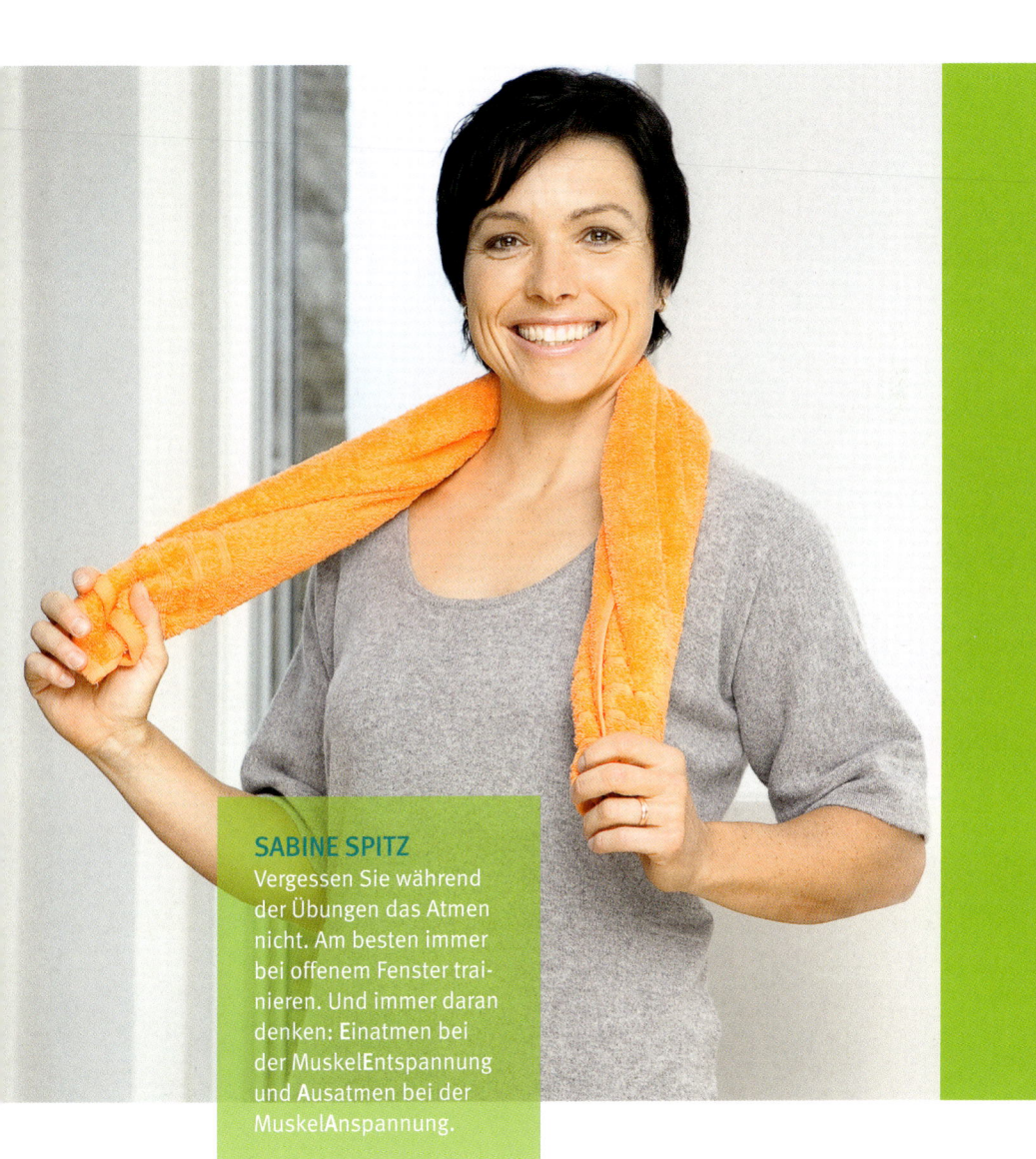

SABINE SPITZ
Vergessen Sie während der Übungen das Atmen nicht. Am besten immer bei offenem Fenster trainieren. Und immer daran denken: Einatmen bei der MuskelEntspannung und Ausatmen bei der MuskelAnspannung.

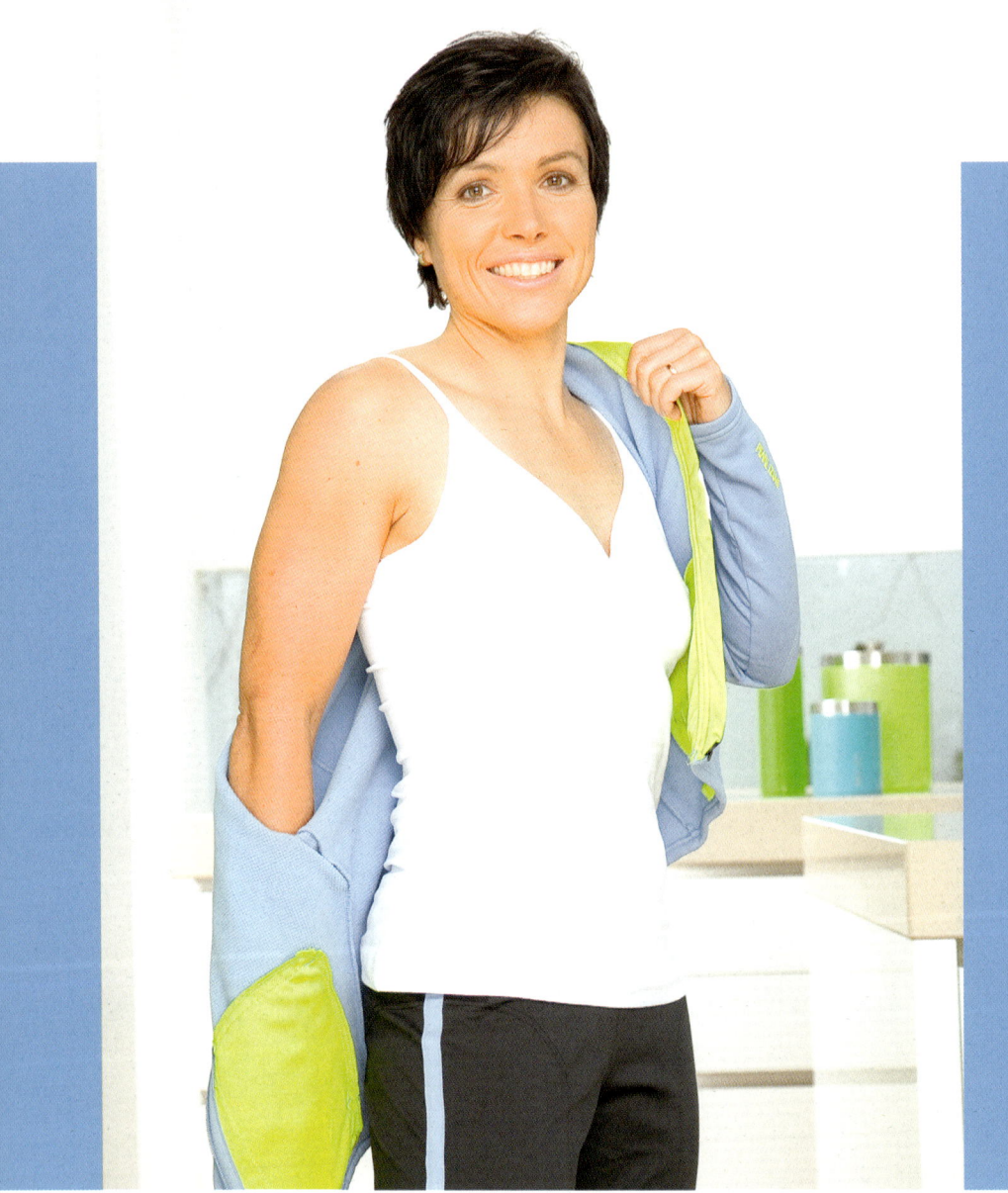

AUF GEHT'S IN DIE DRITTE RUNDE

In dieser Woche trainieren Sie wieder den oberen und unteren Rücken und die Brustmuskulatur für eine gute Haltung. Sie machen effektive Übungen für wohlgeformte Arme und trainieren die schrägen Bauchmuskeln für eine schmale Taille. Lesen Sie außerdem, warum tiefes Ein- und Ausatmen so wichtig sind – nicht nur bei sportlicher Bewegung. Und weil der Mensch nur glaubt, was er schwarz auf weiß vor sich sieht, notieren Sie sich Ihren Trainingserfolg im Tagebuch.

3

[1] **Agonist.** Stellen Sie sich mit einer Fußlänge Abstand an eine Wand. Heben Sie die Ellbogen auf Schulterhöhe und lehnen Sie sich mit dem Rücken an die Wand. Bauch und Po anspannen. Drücken Sie nun mithilfe der Ellbogen fest gegen die Wand, wodurch Rücken und Schultern davon weggedrückt werden. Schulterblätter fest zusammendrücken.

5 Durchgänge, 8 bis 10 Sekunden in der Spannung halten

[2] **Synergist.** Schultern: Stehen Sie gerade in Schrittstellung. Knie sind leicht gebeugt. Po und Bauch fest anspannen. Arme im Ellbogen im 90-Grad-Winkel beugen. Bilden Sie eine Faust, dabei zeigen die Handrücken nach oben. Nun heben Sie die Arme seitlich an, bis sie auf einer Höhe mit den Schultern sind. Schultern dabei nicht anheben.

3 Durchgänge, 12 bis 15 Wiederholungen

[3] **Dehnen.** Stehen Sie gerade mit leicht geöffneten Beinen. Knie sind leicht gebeugt. Bauch und Po fest anspannen. Legen Sie den rechten Arm über die linke Schulter. Mit der linken Hand fassen Sie den rechten Ellbogen und schieben langsam den rechten Arm über die linke Schulter. Dabei bewegt sich die rechte Schulter leicht nach links und das Becken bleibt stabil, nicht mitdrehen.

2 Durchgänge, 12 bis 15 Sekunden in der Dehnung halten

Gut zu wissen

Magnesium gegen Muskelkrämpfe

Wenn Sie nachts von argen Muskelkrämpfen in den Beinen gepeinigt werden, nehmen Sie über 4 bis 6 Wochen täglich 200 mg Magnesium zu sich. Lassen Sie sich in der Apotheke oder von Ihrem Hausarzt beraten. Achten Sie auch auf den Magnesiumgehalt Ihres Mineralwassers.

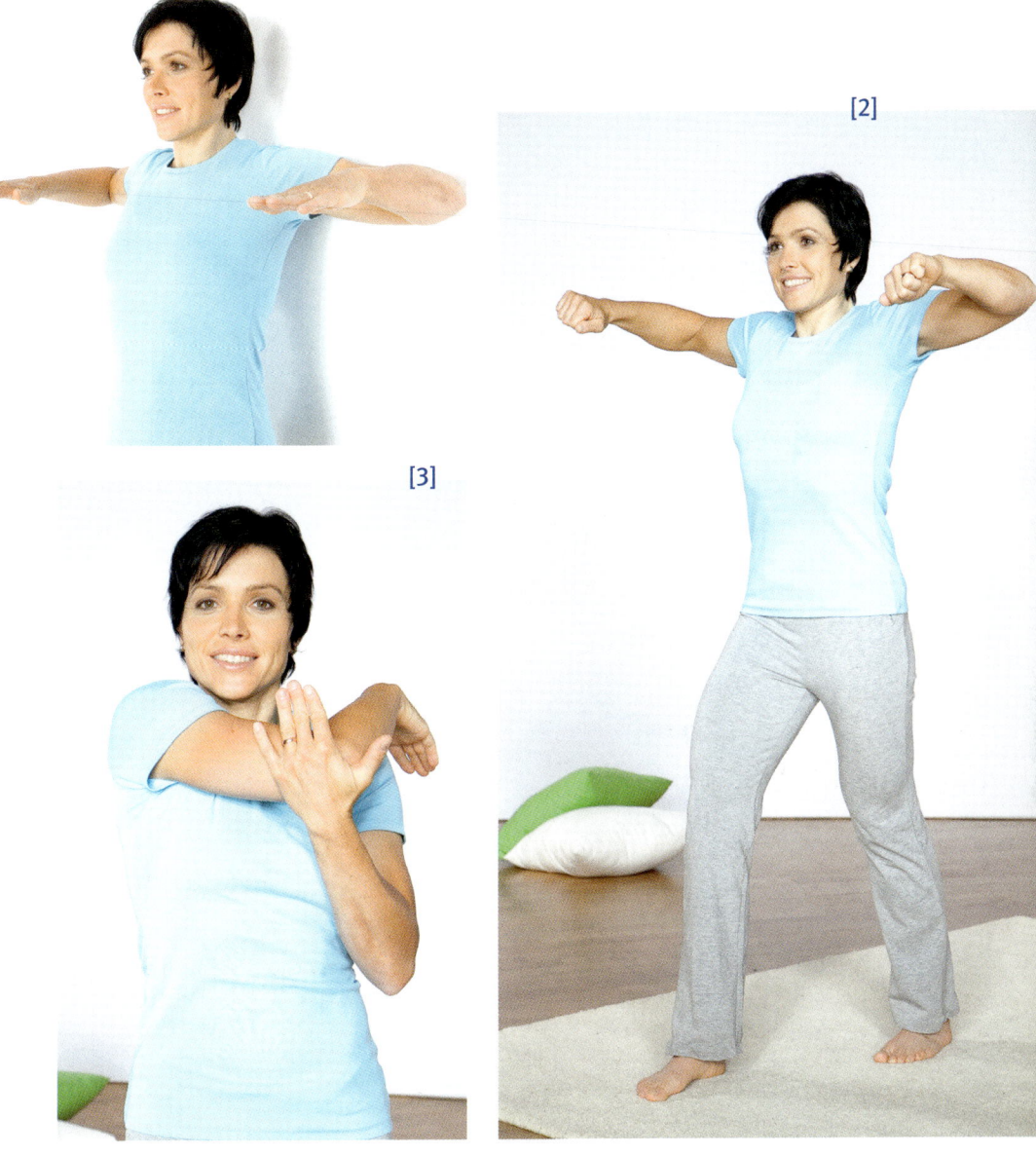

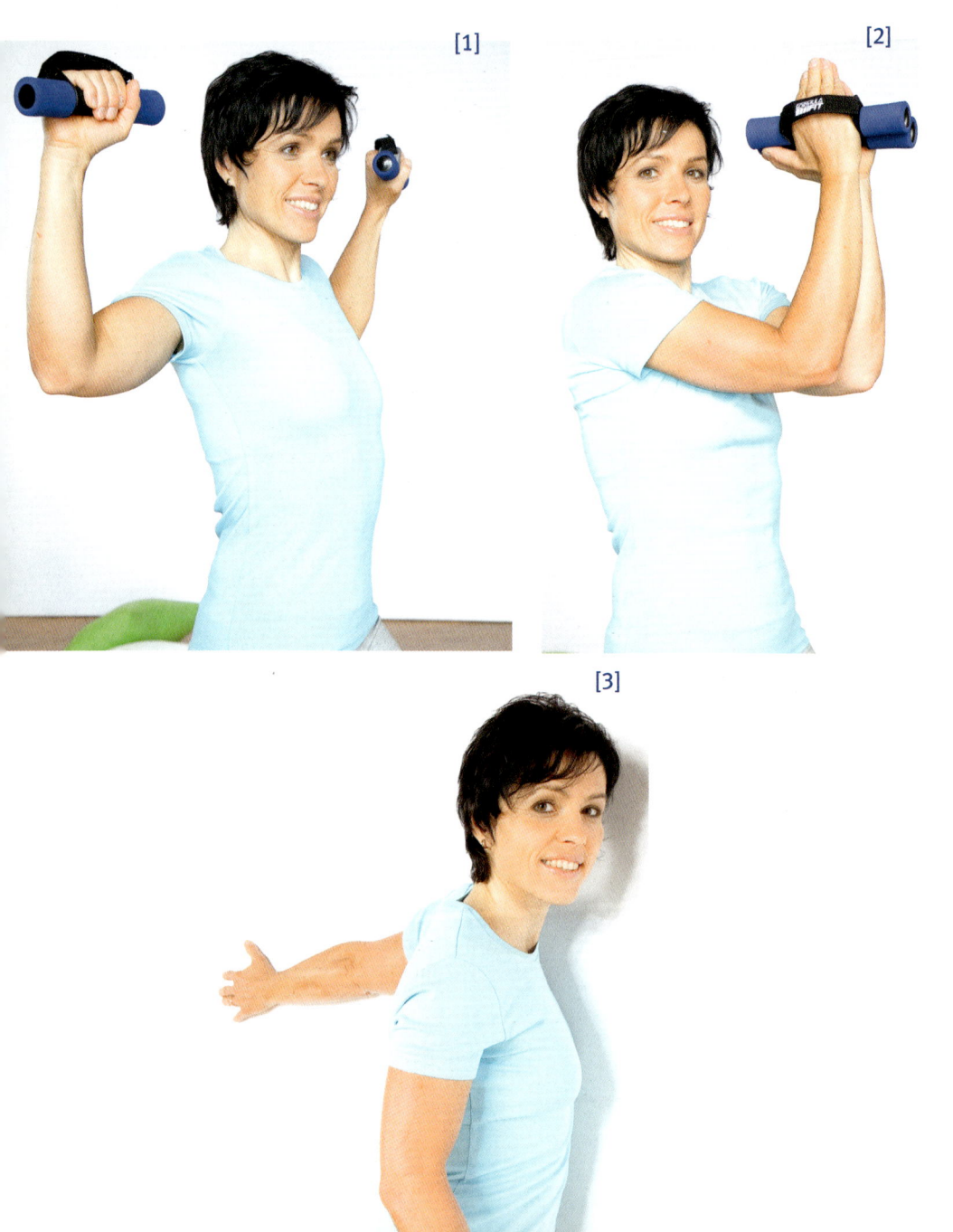

Für eine gute Haltung: kräftige Brustmuskeln

[1] **Antagonist.** Stehen Sie gerade in Schrittstellung. Knie sind leicht gebeugt. Bauch einziehen. Fassen Sie zwei kleine Hanteln und heben Sie Ihre Arme neben dem Körper im rechten Winkel. Handrücken zeigen nach hinten. Führen Sie die Arme nun vor dem Gesicht zusammen.
3 Durchgänge, 12 bis 15 Wiederholungen

[2] **Synergist.** Vorderer Schulterbereich: Stehen Sie gerade, Beine sind geöffnet. Knie sind leicht gebeugt. Bauch und Po anspannen. Heben Sie Ihre Arme in Schulterhöhe vor dem Körper, Ellbogen sind gebeugt. Nehmen Sie sich in jede Hand eine kleine Hantel. Nun heben und senken Sie abwechselnd langsam die Arme vor dem Körper über die Schulter in die Höhe und bringen sie langsam wieder in die Ausgangsposition.
3 Durchgänge, 12 bis 15 Wiederholungen

[3] **Dehnen.** Stellen Sie sich seitlich an eine Wand. Beine sind leicht geöffnet, Knie sind leicht gebeugt. Bauch und Po anspannen. Den linken Arm nach hinten führen. Die linke Schulter, die linke Arminnenseite und Handfläche berühren die Wand. Der Arm ist in Schulterhöhe. Der Kopf dreht über die rechte Schulter. Seitenwechsel.
2 Durchgänge pro Arm, 12 bis 15 Sekunden in der Dehnung halten

Gut zu wissen

Körperspannung und Körperhaltung

Achten Sie bei jeder Übung auf die richtige Körperspannung und eine gerade aufrechte Körperhaltung. In der Endphase der Übung wird die Spannung einige Sekunden gehalten. Spüren Sie jeder Bewegung nach, stellen Sie sich vor, wie Ihr Muskel langsam an Kraft gewinnt.

MITTWOCH | Bizeps: für wohlgeformte Arme

3

[1] **Agonist.** Stehen Sie gerade, Beine sind schulterbreit geöffnet. Knie sind leicht gebeugt. Legen Sie Ihren rechten Arm hinter den Rücken. Drücken Sie einen leichten Ball mit der linken Handfläche auf Ihre linke Schulter. Bauch und Po anspannen, Brustbein nach oben ziehen, Schultern nach hinten und unten ziehen. Seitenwechsel.

3 Durchgänge, 10 bis 12 Wiederholungen

[2] **Synergist.** Schultern: Stehen Sie aufrecht, Beine sind hüftbreit geöffnet, der Rücken ist gerade. Knie sind leicht gebeugt. Bauch und Po anspannen. Arme seitlich vom Körper auf Schulterhöhe anwinkeln. Spannung aufbauen, indem Sie eine Faust machen und aus dem Ellbogen heraus den Arm zur Seite strecken und wieder beugen.

3 Durchgänge, 12 bis 15 Wiederholungen

[3] **Dehnen.** Legen Sie sich auf den Bauch, Fußspitzen sind aufgestellt, Beine leicht geöffnet. Bauch und Po anspannen. Die Arme liegen ausgestreckt auf Schulterhöhe rechts und links neben dem Körper, Handrücken zeigen nach oben. Schultern bleiben auf dem Boden, den linken gestreckten Arm über die linke Schulter aufrollen. Seitenwechsel.

2 Durchgänge pro Arm, 15 Sekunden in der Dehnung halten

Gut zu wissen

Funktionelle Kleidung

Ihre Kleidung sollte immer locker am Körper liegen und nicht einengen. Achten Sie auch darauf, während des Trainings nicht zu frieren, wärmende Kleidung hilft. Ein großer Busen wird mit einem speziellen Sport-BH gestützt. Um die Gelenke zu schonen, tragen Sie stabile Sportschuhe.

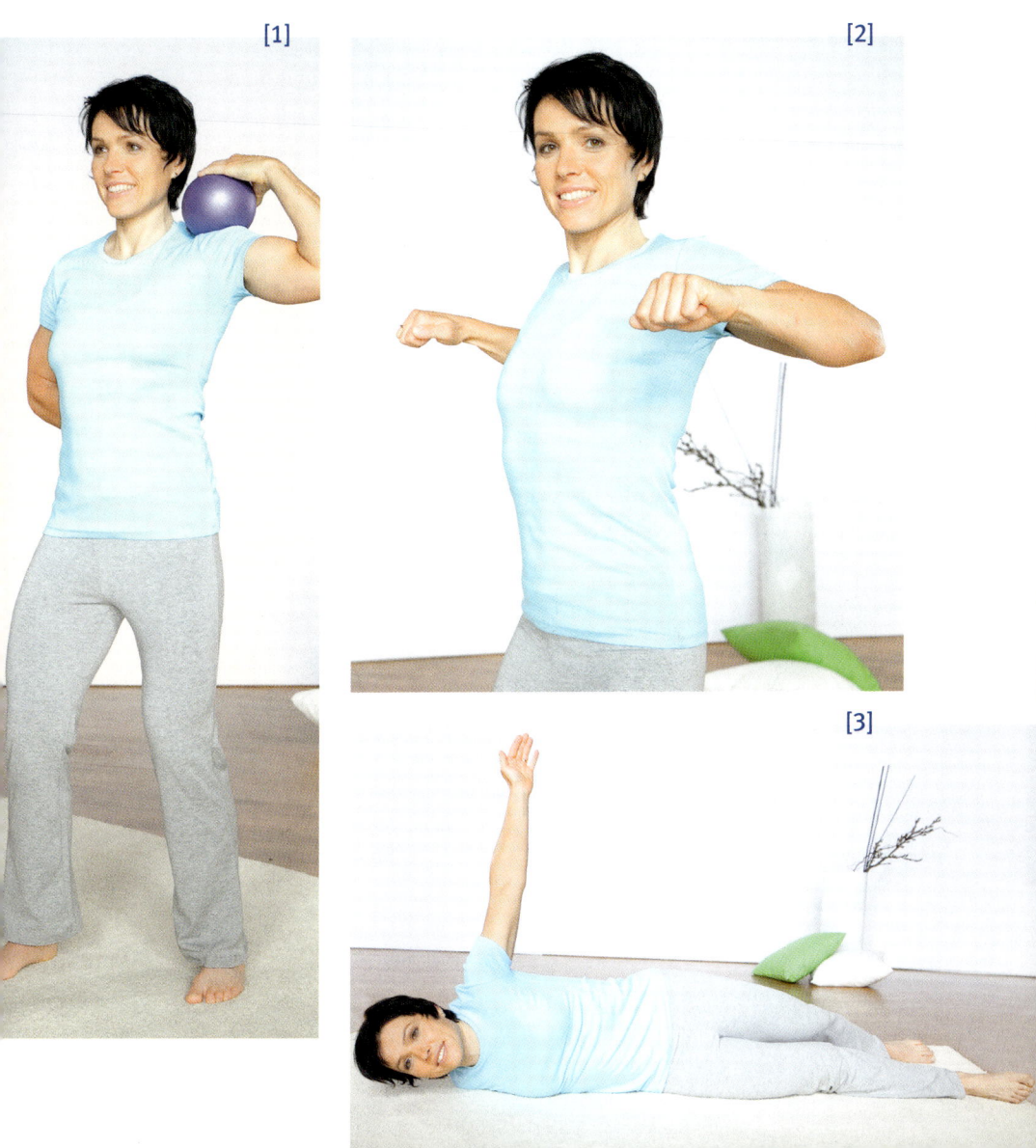

[1]

[2]

[3]

Atmen ist das halbe Leben

Niemand denkt darüber nach, dass er Atem holen muss. Sobald der Mensch auf der Welt ist, atmet er ganz automatisch. Atmen ist Leben, und wenn der Körper mit ausreichend Sauerstoff versorgt ist, können die Muskeln effektiver arbeiten und besser Fett verbrennen. Unsere Atmung zeigt auch unsere Gefühle: Vor Angst stockt uns der Atem, uns bleibt die Luft weg, bei Aufregung atmen wir schneller. Wenn wir vor Anstrengung oder Kummer seufzen, verschaffen wir uns durch intensiveres Atmen mehr Luft.

Atmen Sie in Ihren Bauch

Die meisten Menschen atmen falsch, nämlich zu flach, und dadurch gelangt weniger Sauerstoff in den Körper. Wenn bei der Brustatmung zugleich die Schultern leicht in Richtung Ohren wandern, ist keine effektive Atmung möglich, Zellstoffwechsel und Immunsystem werden geschwächt. Einengende Kleidung kann übrigens das tiefe Atmen behindern. Wirklich effektiv ist die Bauch- bzw. Zwerchfellatmung, wobei der Körper viel Sauerstoff aufnehmen kann. Organe und Gewebe werden dabei gut durchblutet.

Müde oder munter?

Die meisten Menschen atmen ein und kurz wieder aus. Ergebnis: Die Lunge wird nicht vollständig geleert. Dadurch kann der Körper nicht ausreichend mit Sauerstoff versorgt werden, man fühlt sich schnell schlapp, müde und abgespannt. Üben Sie täglich 5- bis 10-mal im Liegen oder Stehen das richtige Atmen. Holen Sie durch die Nase tief Luft, Ihr Bauch wölbt sich nach außen, durch den halb geöffneten Mund langsam wieder ausatmen. Zählen Sie beim Einatmen bis 3 und beim Ausatmen bis 5. Trainieren Sie die Atmung täglich, Sie werden sich auf Dauer besser und ausgeruhter fühlen und automatisch richtig atmen.

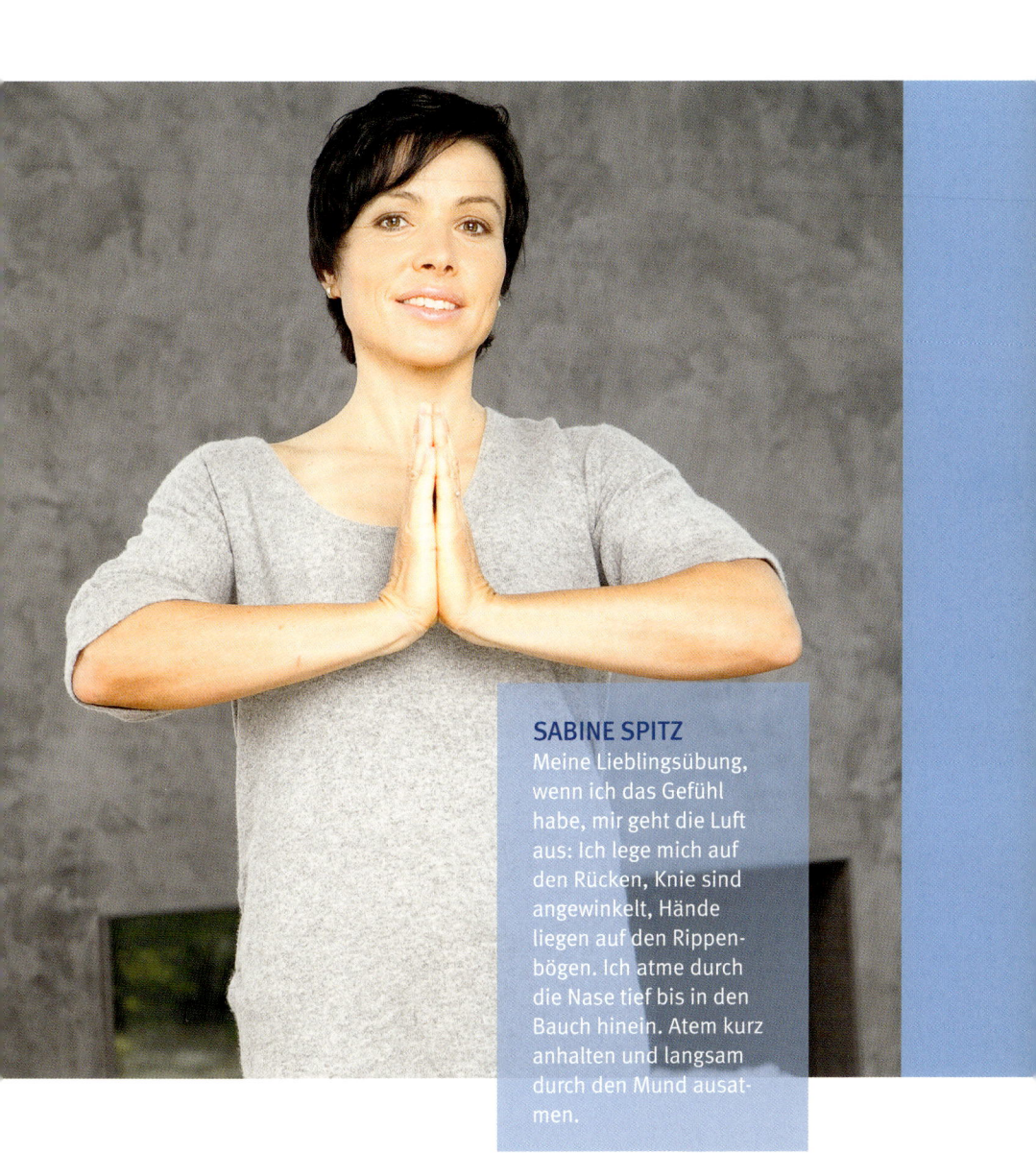

SABINE SPITZ

Meine Lieblingsübung, wenn ich das Gefühl habe, mir geht die Luft aus: Ich lege mich auf den Rücken, Knie sind angewinkelt, Hände liegen auf den Rippenbögen. Ich atme durch die Nase tief bis in den Bauch hinein. Atem kurz anhalten und langsam durch den Mund ausatmen.

[1]

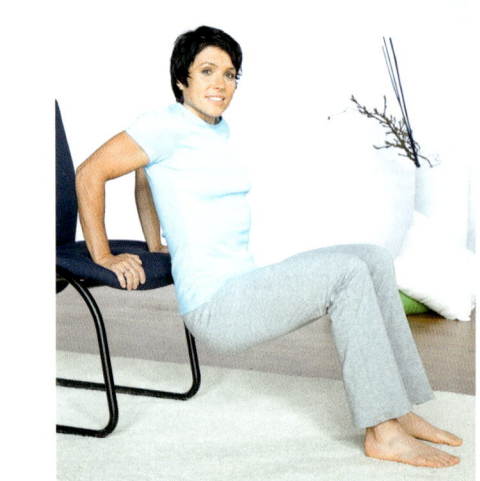

[2]

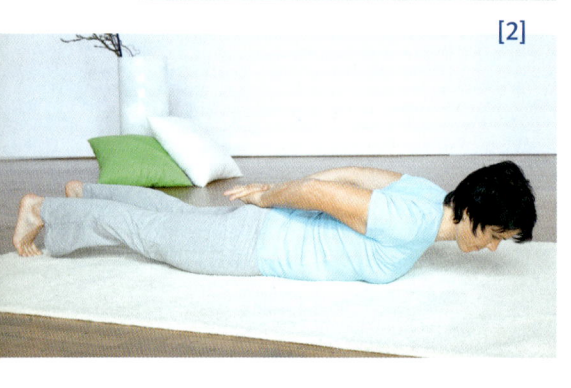

[3]

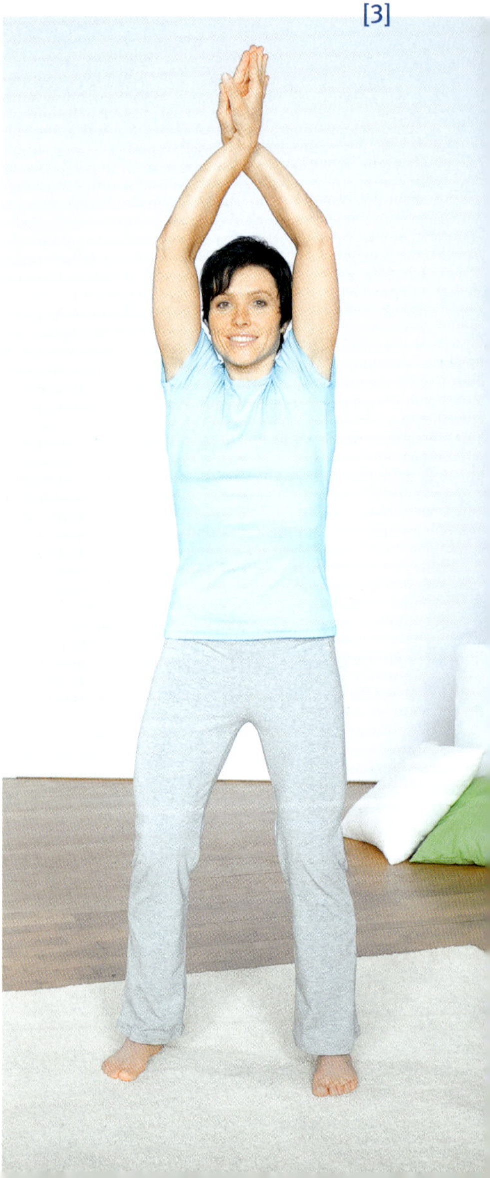

DONNERSTAG | Trizeps: für wohlgeformte Arme

[1] **Antagonist.** Setzen Sie sich auf einen stabilen Stuhl. Nehmen Sie die Arme neben den Körper. Die Finger zeigen nach vorne. Bauch und Po fest anspannen. Die Schultern nach unten und hinten ziehen. Senken Sie den Po Richtung Boden und versuchen Sie, die zusammengedrückten Ellbogen nur bis zum 90-Grad-Winkel zu beugen. Anschließend wieder hochdrücken.
3 Durchgänge, 12 bis 15 Wiederholungen, 1 bis 2 Sekunden in der Spannung halten

[2] **Synergist.** Oberer Rücken: Legen Sie sich auf den Boden. Fußspitzen sind aufgestellt. Bauch und Po fest anspannen. Die Stirn liegt auf dem Boden. Hände auf den Po legen und den Oberkörper anheben, schauen Sie auf den Boden und halten Sie kurz die Spannung. Senken Sie wieder langsam den Oberkörper, aber nicht ganz bis auf den Boden, und wieder anheben.
3 Durchgänge, 10 bis 12 Wiederholungen

[3] **Dehnen.** Stehen Sie gerade, Beine sind leicht geöffnet, Knie leicht gebeugt. Bauch und Po fest anspannen. Nehmen Sie die Arme über den Kopf. Falten Sie Ihre Hände und ziehen Sie sich langsam gaaaanz lang nach oben.
2 Durchgänge, 12 bis 15 Sekunden in der Dehnung halten

3

Gut zu wissen

Muskeltraining + Ausdauersport = Wohlgefühl

Wenn Sie Ihrem Körper etwas besonders Gutes tun wollen, verbinden Sie das Muskeltraining mit Ausdauersport. Zu den Fettkillern gehören Joggen, Inline-Skating und Radfahren. Wenn Sie täglich 2 Stunden Radfahren, nehmen Körpergewicht und Fettanteil ab und Fitness, Kraft und Wohlgefühl beträchtlich zu.

3

[1] **Agonist.** Legen Sie sich auf den Rücken und nehmen die Beine im 90-Grad-Winkel nach oben. Fußspitzen sind angezogen. Bauch fest angespannt. Die Hände liegen hinter dem Kopf, Ellbogen nach außen. Nun heben Sie den Oberkörper und versuchen, die rechte Schulter in Richtung linkes Knie zu bringen. Kurz halten. Führen Sie diese Übung im Wechsel rechts und links durch, aber den Oberkörper nie ganz am Boden ablegen.

3 Durchgänge pro Seite, 12 bis 15 Wiederholungen, 1 bis 2 Sekunden in der Spannung halten

[2] **Synergist.** Unterbauch: Sie liegen auf dem Rücken, der untere Rücken drückt fest auf den Boden, Bauch ist angespannt, Kopf liegt nicht ab. Nun heben Sie das eine Bein im 90-Grad-Winkel und strecken abwechselnd das jeweils andere Bein Richtung Boden aus, aber nicht ablegen. Fußspitzen sind angezogen. Kurz in der Spannung halten und wechseln.

3 Durchgänge pro Bein, 10 bis 12 Wiederholungen

[3] **Dehnen.** Sie liegen auf dem Rücken, der untere Rücken liegt fest am Boden, Bauch einziehen. Damit kein Hohlkreuz entsteht, ein flaches Kissen oder eine Handtuchrolle unter den Lendenwirbelbereich legen. Nun legen Sie beide Arme ausgestreckt auf den Boden über den Kopf, Spannung aufbauen. Arme ziehen nach hinten und komplette Beinmuskulatur wird angespannt.

2 Durchgänge, 15 bis 20 Sekunden in der Dehnung halten

Gut zu wissen

Machen Sie's wie Sabine Spitz!

Trinken Sie nach dem Training ein großes Glas Mineralwasser. Viel gesundes Eiweiß bekommt Ihre Muskulatur mit einer Portion Handkäse auf leicht gebuttertem Vollkornbrot. Dieser fast fettfreie Käse ist besonders eiweißreich. Radieschen schmecken sehr gut dazu.

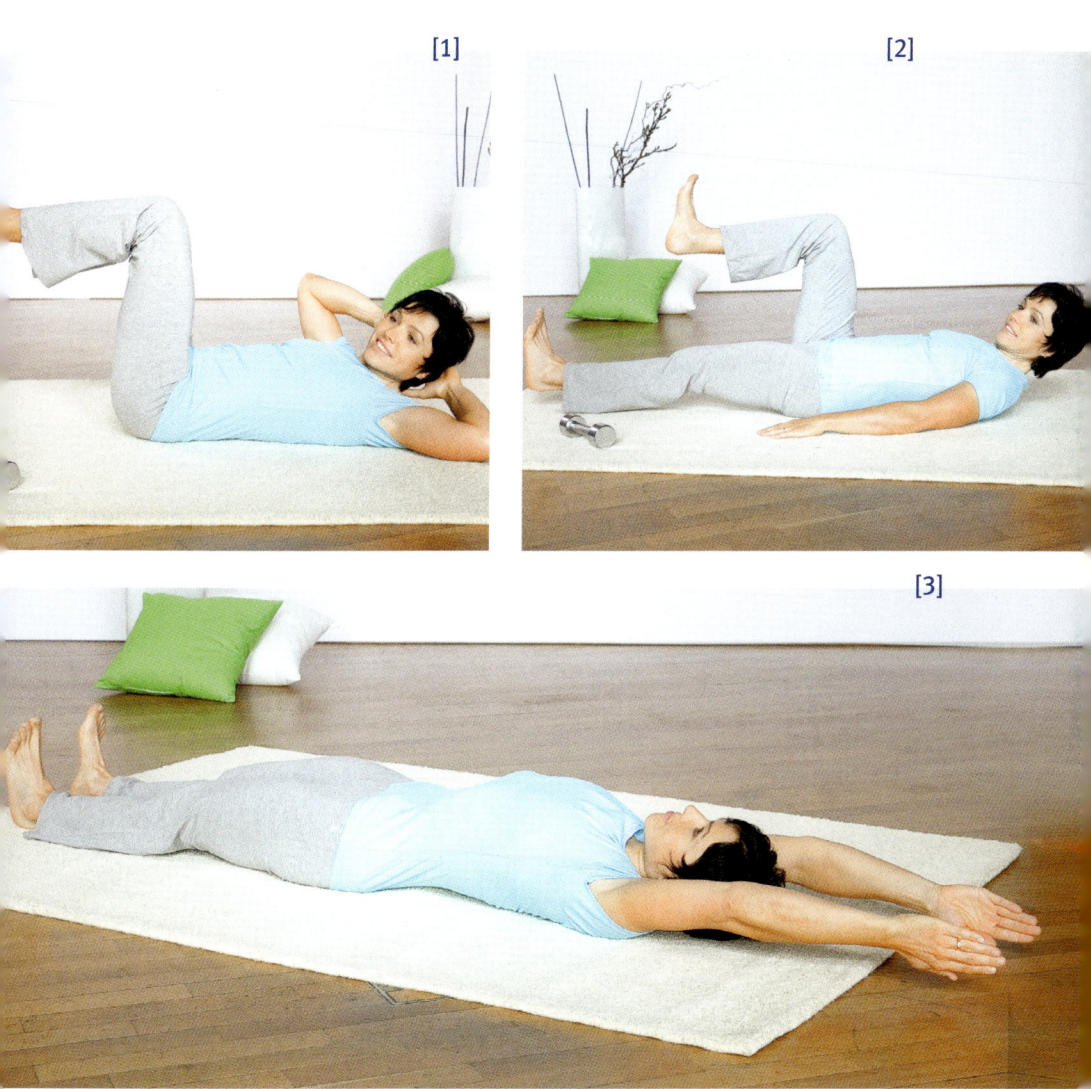

[1]

[2]

[3]

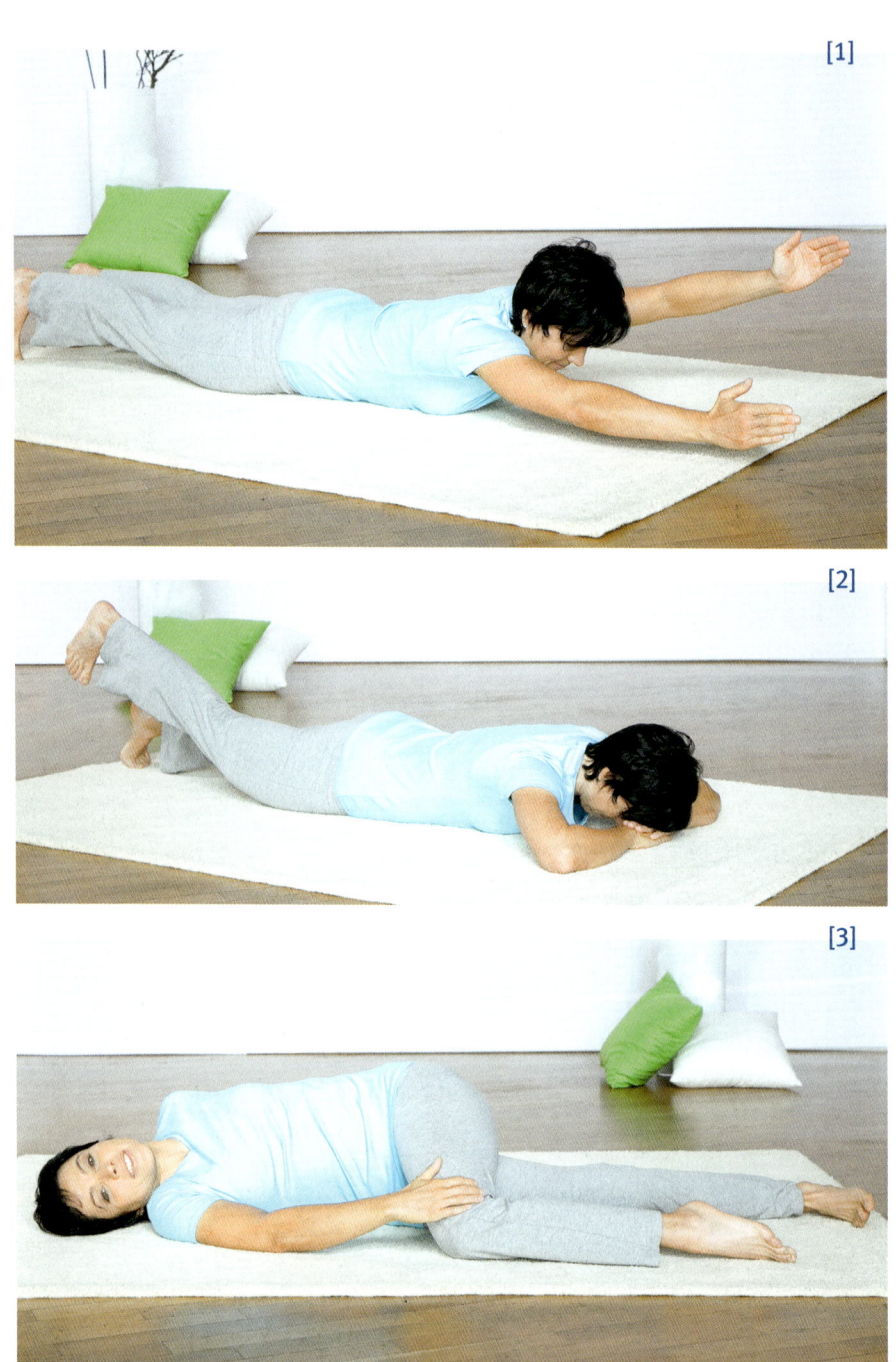

| Für eine aufrechte Haltung:
untere Rückenmuskulatur

3

[1] Antagonist. Legen Sie sich auf den Bauch. Bauch und Po fest anspannen. Fußspitzen sind aufgestellt. Strecken Sie Ihre Arme nach vorne, Daumen zeigen zur Decke. Heben Sie nur die gestreckten Arme bis zu den Ohren. Im Wechsel den rechten bzw. linken Arm ein bisschen höher ziehen. Der Blick geht nach unten zum Boden, Kopf nicht in den Nacken legen.
3 Durchgänge, 10 bis 12 Wiederholungen

[2] Synergist. Po-Muskulatur: Legen Sie sich auf den Bauch. Bauch und Po anspannen. Legen Sie Ihre Hände unter der Stirn übereinander, Stirn auf dem Handrücken ablegen. Blicken Sie während der Übung auf den Boden. Heben und senken Sie langsam das rechte ausgestreckte Bein, Fußspitze zeigt zum Boden, kurz halten, absenken und wieder langsam hochheben. Während der Auf- und Abbewegungen das Bein nicht ablegen. Beckenknochen bleiben fest am Boden. Seitenwechsel.
3 Durchgänge pro Bein, 15 bis 20 Wiederholungen

[3] Dehnen. Legen Sie sich auf den Rücken, das linke Bein ist angewinkelt. Fassen Sie mit der rechten Hand von außen an den linken Oberschenkel und ziehen Sie das linke Bein langsam nach rechts in Richtung Boden. Den linken Arm legen Sie in Schulterhöhe vom Körper weg, die Handfläche zeigt nach oben. Die Schultern bleiben bei dieser Übung auf dem Boden liegen. Kurz halten. Seitenwechsel.
2 Durchgänge, 15 bis 20 Sekunden die Dehnung halten

Gut zu wissen

Erst aufwärmen, dann trainieren

Setzen Sie sich nach dem Aufstehen auf die Bettkante, Arme über den Kopf, Hände verschränken und leicht nach hinten und nach rechts und links ziehen. Werden Sie im Rücken immer länger. Schultern dabei nach unten und hinten ziehen. Ein paar Mal wiederholen und tief ein- und ausatmen. Dann mit dem Muskeltraining beginnen.

Vertrauen ist gut –
Kontrolle ist besser!

Sie haben jetzt schon die dritte Trainingswoche hinter sich. Und wie fühlt sich das an? Richtig gut, nicht wahr? Nicht nur, weil Sie den Unterschied schon gut spüren und erkennen, sondern auch, weil Sie konsequent durchgehalten haben. Bravissimo!

Protokollieren Sie Ihre Ergebnisse

Natürlich wissen Sie, dass der Mensch, will er etwas verändern, dies auch schwarz auf weiß vor sich sehen möchte. Also schreiben Sie sich nicht nur Ihren Brust-, Taillen-, Hüft- und Oberschenkelumfang in Ihr Tagebuch, sondern notieren sich auch Ihr Gewicht und Ihr tägliches Ess- und Trinkverhalten.

Besonders wenn Sie abnehmen wollen, sollten Sie täglich mit Uhrzeit aufschreiben, was Sie wann gegessen und getrunken haben. Nur so bekommen Sie eine Übersicht über Ihr tägliches Ess- und Trinkverhalten.

Freitags auf die Waage

Am besten nur jeden Freitagmorgen nach dem Aufstehen wiegen – nicht am Montag, weil das Wochenende vielleicht sehr genussvoll mit Spaghetti in Lachs-Sahne-Sauce, Erdbeertiramisu und Schampus zu Ende gegangen ist. Also: Freitag früh vor dem Frühstück, nach der Toilette, nackt, ohne Brille und Haarspange auf die Waage stellen und die verlorenen (oder etwa gewonnenen?) Kilos in Ihr Tagebuch eintragen.

Wo sind die Muskeln?

Muskeln verstecken sich gerne hinter dem Fett. Die trainierten Muskeln erkennt man erst, wenn der Anteil des Körperfetts reduziert wird. Bei zu viel Unterhautfettgewebe arbeiten die Muskeln zwar, aber sie sind leider nicht so deutlich zu erkennen.

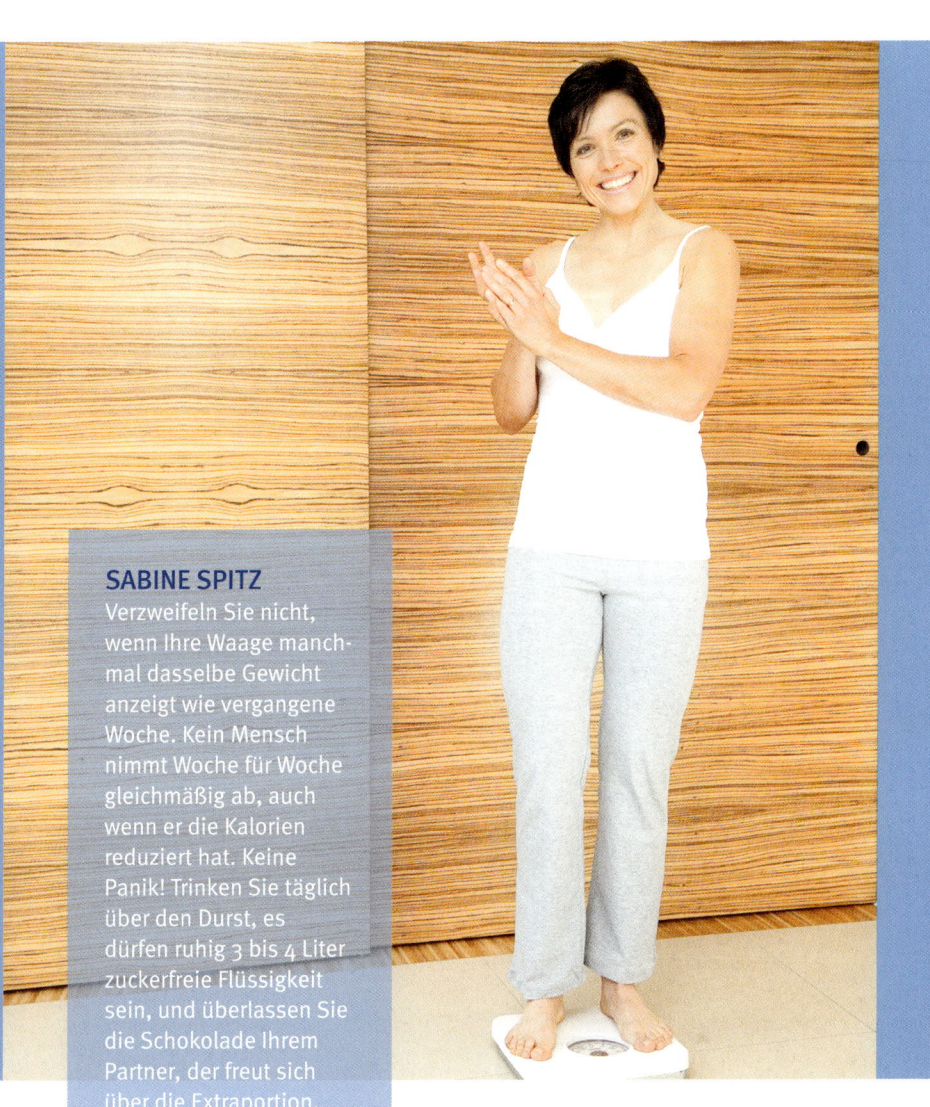

SABINE SPITZ

Verzweifeln Sie nicht, wenn Ihre Waage manchmal dasselbe Gewicht anzeigt wie vergangene Woche. Kein Mensch nimmt Woche für Woche gleichmäßig ab, auch wenn er die Kalorien reduziert hat. Keine Panik! Trinken Sie täglich über den Durst, es dürfen ruhig 3 bis 4 Liter zuckerfreie Flüssigkeit sein, und überlassen Sie die Schokolade Ihrem Partner, der freut sich über die Extraportion.

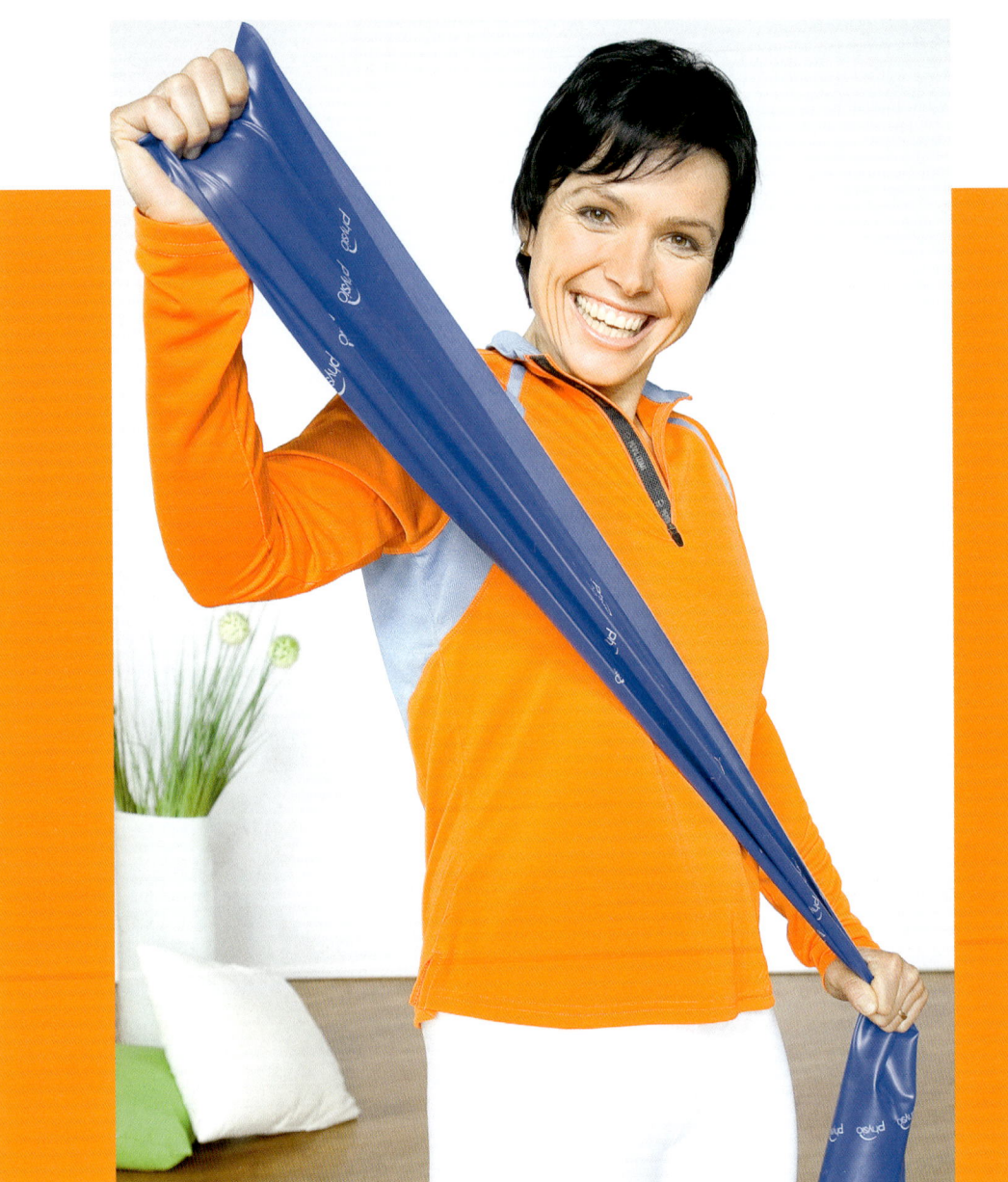

AUF GEHT'S IN DIE VIERTE RUNDE

Ab heute beginnt die zweite Halbzeit für Ihr Muskeltraining. In dieser Woche widmen Sie sich den sogenannten Problemzonen. Sie bauen in den nächsten Tagen besonders die Muskulatur von Po, Bauch und Oberschenkeln auf. Am Ende der Woche messen Sie Ihre Konturen nach und schreiben sie in Ihr Tagebuch. Für den Sonntag, der der Regeneration dient, haben wir ein paar faule und fitte Vorschläge für Sie.

4

WOCHE

[1] **Agonist.** Gehen Sie in den Vierfüß- lerstand. Unterarme schulterbreit auf den Boden setzen. Knie befin- den sich unter der Hüfte. Bauch und Po fest anspannen. Beugen Sie sich mit geradem Rücken und Nacken etwas nach unten. Winkeln Sie das linke Bein an, der Fuß ist ebenfalls angewinkelt. Ziehen Sie nun mit dem linken Bein langsam nach oben. Sei- tenwechsel.

3 Durchgänge pro Bein, 12 bis 15 Wiederholungen

[2] **Synergist.** Hintere Oberschenkel: Gehen Sie in den Vierfüßlerstand. Unterarme schulterbreit auf den Bo- den setzen. Knie sind unter der Hüf- te. Bauch und Po fest anspannen. Beugen Sie sich mit geradem Rücken und Nacken etwas nach unten. Stre- cken Sie das linke Bein nach hinten und beugen Sie das Knie, der Fuß ist angewinkelt. Spannen Sie den Oberschenkel an und bewegen Sie die Ferse in Richtung Po und zurück. Seitenwechsel.

3 Durchgänge pro Bein, 12 bis 15 Wiederholungen

[3] **Dehnen.** Setzen Sie sich gerade auf den Boden, beide Beine sind ausgestreckt. Stellen Sie den linken Fuß außen neben das rechte Knie. Drücken Sie den rechten Ellbogen von außen gegen das gebeugte Knie. Stützen Sie sich mit der linken Hand am Boden ab und drehen Sie Ihren Körper weiter zur gebeugten Seite. Dabei ist der Rücken gerade. Kurz halten. Seitenwechsel.

2 Durchgänge pro Bein, 12 bis 15 Sekunden in der Dehnung halten

Gut zu wissen

Gewinnen Sie ein Lebensjahr!

Haben Sie gewusst, dass Sie ein Lebensjahr gewinnen, wenn Sie sofort mit sportlicher Bewegung beginnen? Ein trainiertes Herz schlägt in der Regel weniger schnell als ein untrainiertes. Wenn Sie Ihren Ruhepuls verrin- gern, gewinnen Sie durch das Einsparen ein ganzes Jahr.

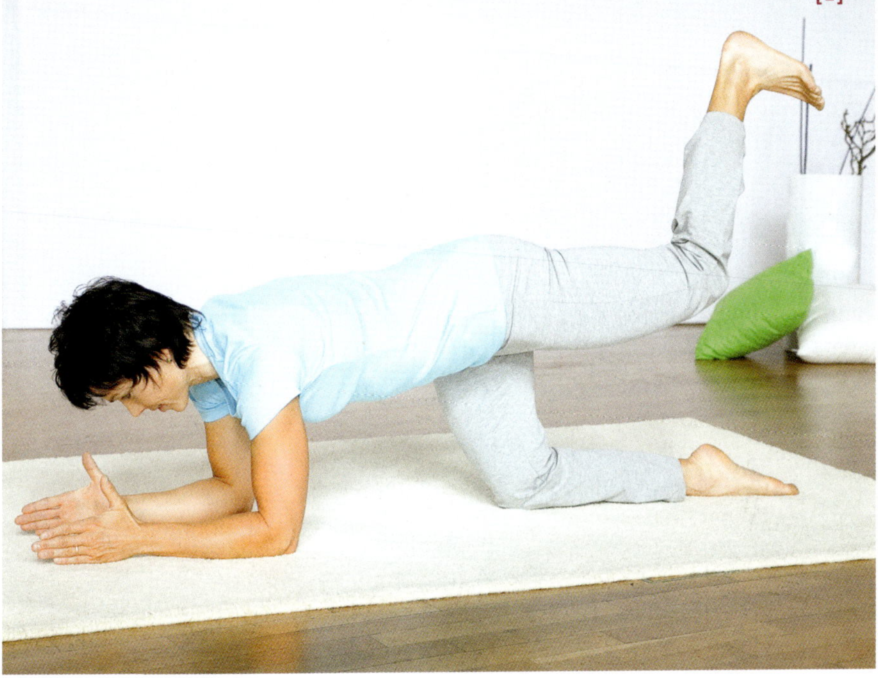

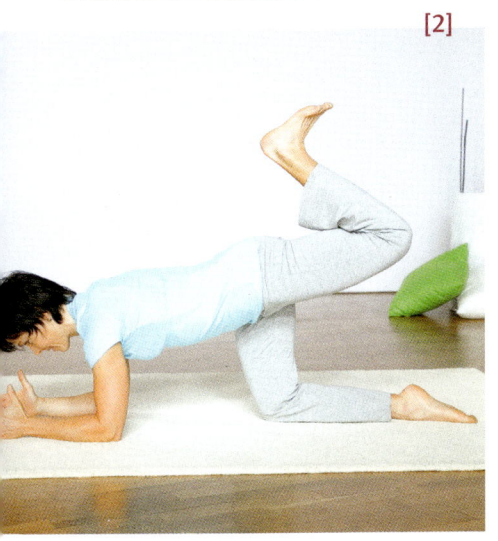

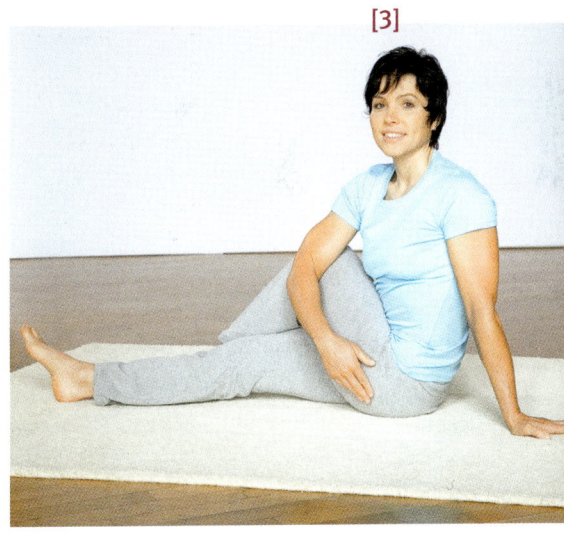

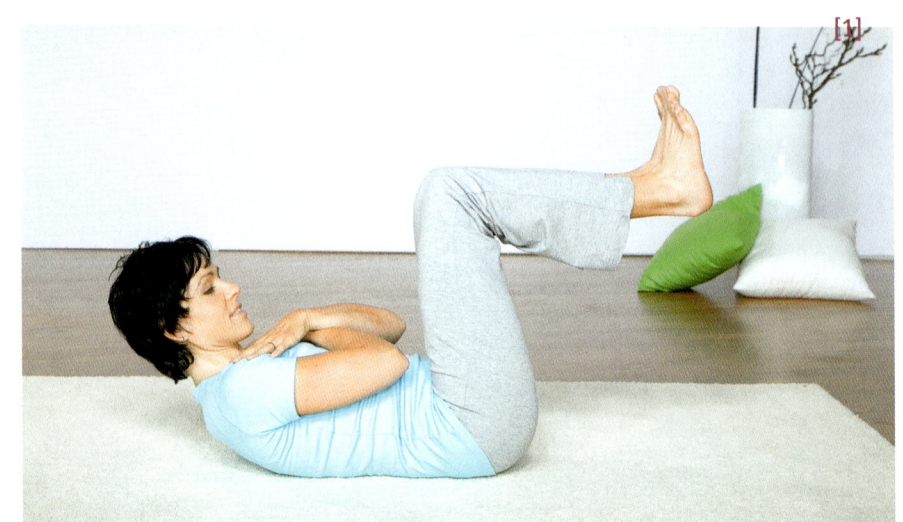

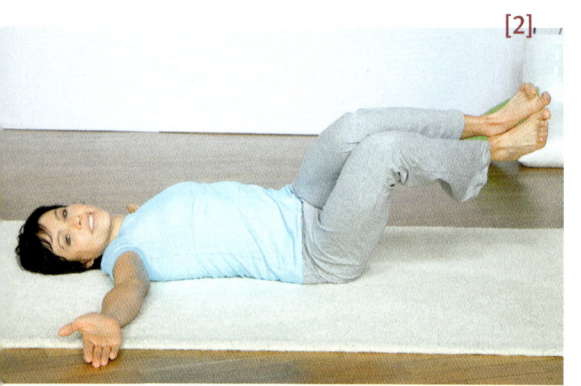

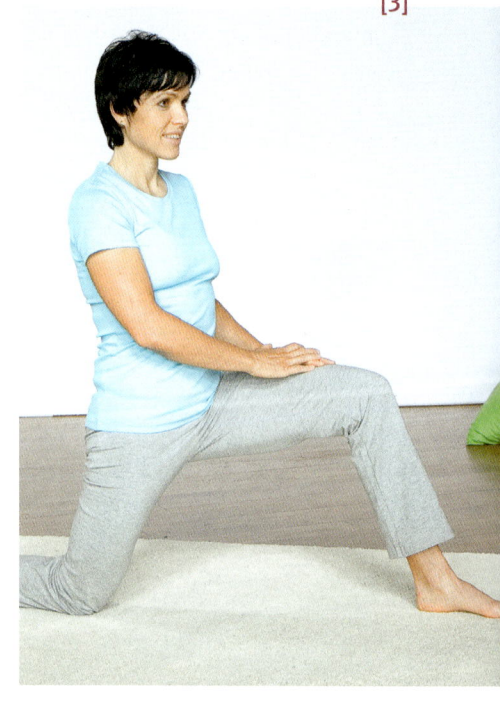

DIENSTAG | Für einen flachen Bauch: gerade Bauchmuskulatur

[1] Antagonist. Legen Sie sich auf den Rücken. Verschränken Sie die Arme vor der Brust. Bauch und Po anspannen. Strecken Sie die Beine zur Decke und beugen Sie die Knie im 90-Grad-Winkel. Fußspitzen sind angezogen. Neigen Sie Ihr Kinn zum Brustbein. Mit dem Ausatmen heben Sie langsam ohne Schwung die Schultern vom Boden ab, kurz halten und mit der Einatmung wieder senken, ohne den zu Boden berühren, und wieder anheben. Übung langsam ausführen. Das Halten trainiert hier die Muskulatur.
3 Durchgänge, 12 bis 15 Wiederholungen

[2] Synergist. Schräge Bauchmuskeln: Legen Sie sich auf den Rücken. Bauch und Po fest anspannen. Legen Sie die Arme ausgestreckt auf Schulterhöhe zur Seite. Handrücken liegen auf dem Boden. Die Knie anwinkeln und anheben. Fußspitzen sind angezogen. Jetzt langsam die angewinkelten Beine nach rechts kippen und wieder zurück. Der Po bleibt während der Übung fest am Boden liegen. Seitenwechsel.
3 Durchgänge pro Seite, 10 bis 12 Wiederholungen

[3] Dehnen. Knien Sie sich auf den Boden und machen Sie mit dem linken Bein einen großen Schritt nach vorne. Das rechte Bein nach hinten strecken und am besten unter das rechte Knie ein flaches Kissen legen. Das linke Knie steht über dem Sprunggelenk. Hände liegen auf den Oberschenkeln. Der Rücken ist gerade. Verlagern Sie langsam Ihr Gewicht nach vorne und schieben Sie die rechte Hüftseite nach vorne und unten. Seitenwechsel.
2 Durchgänge pro Bein, 15 bis 20 Sekunden in der Dehnung halten

Gut zu wissen

Hüftbeuger trainieren

Da der Hüftbeuger bei allen Bauchübungen als Synergist mitwirkt, sollte er nach intensivem Bauchtraining gedehnt werden.

4
WOCHE

79

Für schöne Beine:
hintere Oberschenkelmuskulatur

4 WOCHE

[1] **Agonist.** Stellen Sie sich hüftbreit
hin. Knie gebeugt, Hände liegen auf
den Oberschenkeln. Nun gehen Sie
in die Knie, wobei Sie den Po nach
hinten schieben. Die Beine nicht
über den 90-Grad-Winkel beugen.
In dieser Position machen Sie ganz
kleine Bewegungen nach oben und
nach unten.
**3 Durchgänge, 15 bis 20 Sekunden
in der Spannung bleiben**

[2] **Synergist.** Po-Muskulatur: Stellen
Sie sich hüftbreit hin. Verbinden Sie
beide Fußknöchel mit einem elastischen Band. Das rechte Bein ist
leicht gebeugt. Bauch und Po fest
anspannen. Nun strecken Sie das
linke Bein nach hinten. Die Fußspitze
ist angezogen. Kurz halten und das
Bein wieder nach vorne ziehen, aber
nie aus der Spannung herausgehen.
Seitenwechsel.
**3 Durchgänge pro Bein, 15 bis 20
Wiederholungen pro Seite**

[3] **Dehnen.** Stellen Sie sich aufrecht
hin. Bauch und Po fest anspannen.
Umfassen Sie mit der linken Hand
den linken Fuß und ziehen Sie Ihn
zum Po. Dabei halten Sie das Becken
aufrecht. Aus der Spannung das
Bein sehr langsam wieder aufstellen.
Oberschenkel bleiben parallel. Fo-
kussieren Sie während dieser Übung
einen festen Punkt, das erhöht Ihrer
Standfestigkeit.
**2 Durchgänge pro Bein, 15 bis 20
Sekunden in der Dehnung halten**

Gut zu wissen

Elastische Bänder

Elastische Bänder bekommen
Sie im Sportgeschäft. Sie können aber auch zwei Einmachgummis verbinden, sodass zwei
zusammenhängende Schlaufen
entstehen.

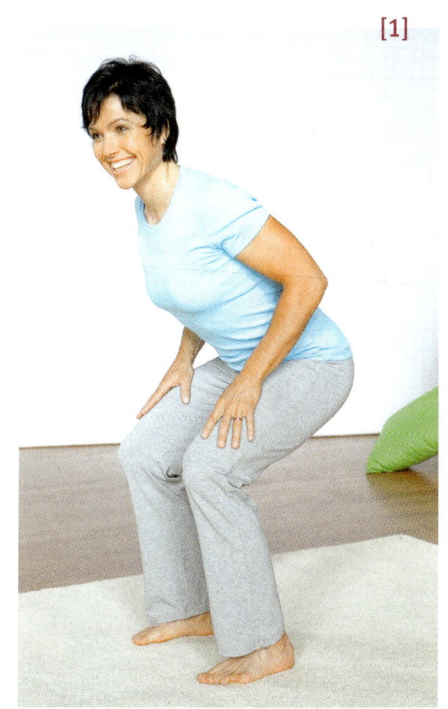

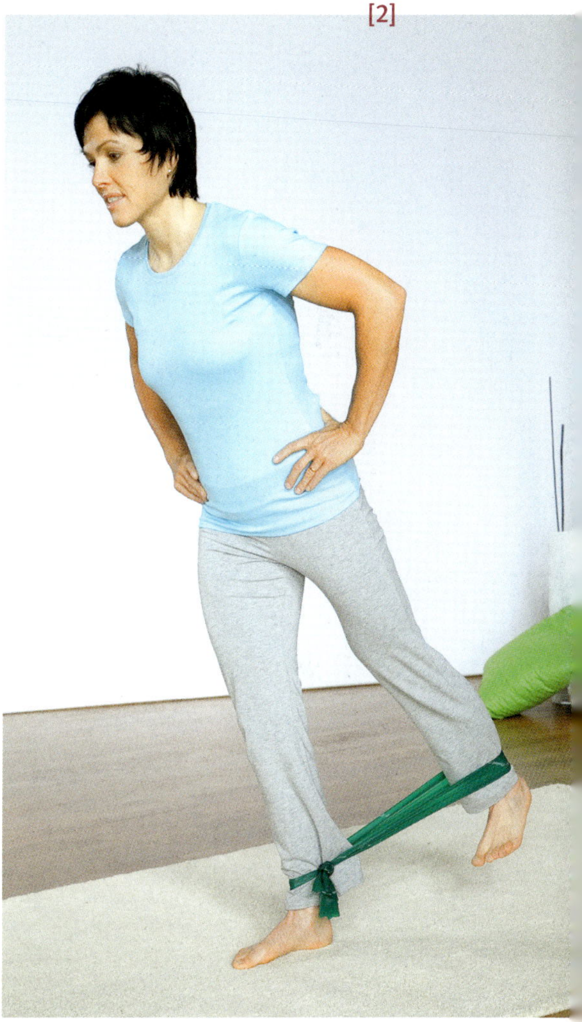

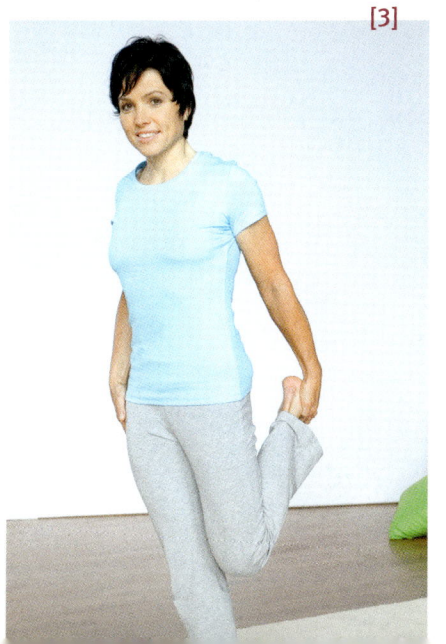

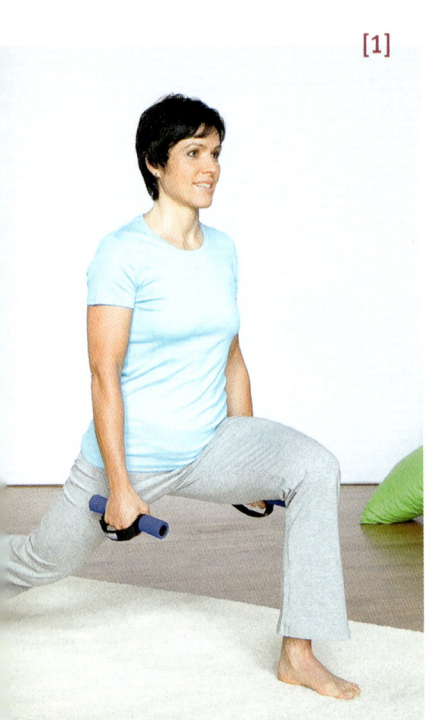

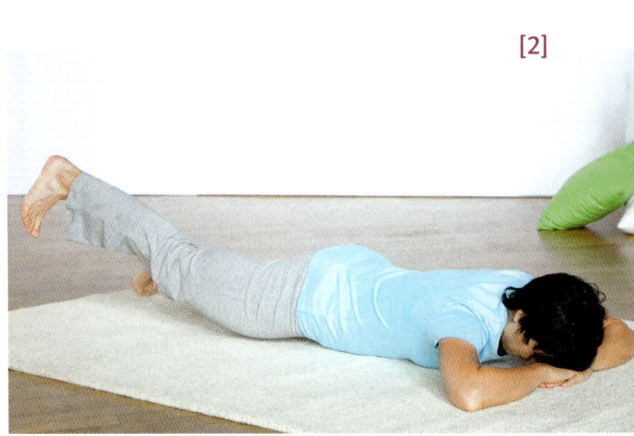

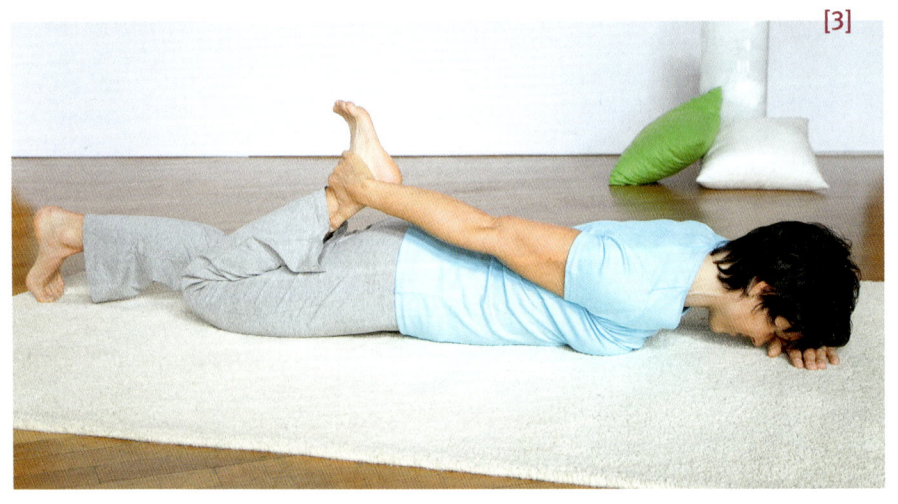

DONNERSTAG

Für schöne Beine: vordere Oberschenkelmuskulatur

[1] **Antagonist.** Machen Sie mit dem linken Bein einen großen Schritt nach vorne. Das rechte Bein leicht angewinkelt nach hinten strecken. Das linke Knie steht senkrecht über dem Sprunggelenk. Nehmen Sie in beide Hände eine gefüllte Wasserflasche oder eine 500-Gramm-Hantel und lassen Sie Ihre Arme seitlich hängen. Der Rücken ist gerade. Bauch und Po anspannen. Nun gehen Sie langsam nach unten, bis das rechte Knie im 90-Grad-Winkel gebeugt ist. Kurz halten und langsam hochkommen. Seitenwechsel.
3 Durchgänge pro Bein, 10 bis 12 Wiederholungen

[2] **Synergist.** Po-Muskulatur: Legen Sie sich auf den Bauch. Hände unter der Stirn übereinander legen. Bauch und Po anspannen. Das Becken ist fest und liegt die ganze Zeit am Boden. Heben Sie nun mit angezogener Fußspitze das rechte Bein. Es kommt nicht darauf an, wie hoch Sie das Bein halten, wichtig ist, dass Sie gerade am Boden liegen, ohne Hohlkreuz, ohne den Rücken aufzudrehen und ohne das Becken abzuhe-

ben. Nun kreisen Sie langsam mit dem angehobenen Bein. Die Fußspitze zeigt zum Boden. Seitenwechsel.
3 Durchgänge pro Bein, 15- bis 20-mal kreisen

[3] **Dehnen.** Sie liegen auf dem Bauch. Bauch und Po anspannen. Die Knie berühren einander. Umfassen Sie mit der rechten Hand den rechten Knöchel und ziehen Sie die Ferse Richtung Po. Das Becken liegt während der Übung fest am Boden. Bei guter Dehnfähigkeit kann das Knie mit angehoben werden. Langsam aus der Spannung wieder herausgehen. Seitenwechsel.
2 Durchgänge pro Bein, 15 bis 20 Sekunden in der Dehnung halten

Gut zu wissen

Richtig Essen

Vernachlässigen Sie nicht Ihre Ernährung: frisch, bunt und abwechslungsreich soll sie sein, fettarm, kohlenhydrat- und eiweißreich. Vermeiden Sie alles Fettige, Süße, Salzige, verzichten Sie auf Alkohol und Fastfood.

4 WOCHE

[1] **Agonist.** Stellen Sie sich gerade hin. Bauch und Po fest anspannen. Legen Sie ein elastisches Band um Ihre Fußknöchel. Füße parallel ausrichten. Die Hände hängen locker neben dem Körper. Nun ziehen Sie das linke Bein mit angezogener Fußspitze nach außen. Kurz halten und wieder zurück, aber nie vollständig aus der Spannung herausgehen.

3 Durchgänge pro Bein, 15 bis 20 Wiederholungen

[2] **Synergist.** Po: Sie liegen auf dem Bauch. Bauch und Po anspannen. Das Becken liegt fest auf dem Boden. Hände unter der Stirn zusammenlegen. Beine sind nach hinten gestreckt, Fußspitzen aufgestellt. Jetzt werden beide Beine angehoben, dabei aber nicht ins Hohlkreuz fallen. Oberschenkel und Unterschenkel heben vom Boden ab. Fußspitzen zeigen zum Boden. Nun wandern die Beine langsam nach außen und wieder zusammen.

3 Durchgänge pro Bein, 12 bis 15 Wiederholungen

[3] **Dehnen.** Legen Sie sich auf den Rücken. Beide Beine sind angewinkelt. Füße auf den Boden stellen. Bauch und Po anspannen. Legen Sie den linken Fuß auf das rechte Knie. Fassen Sie mit beiden Händen den rechten Oberschenkel und ziehen beide Beine Richtung Brust. Seitenwechsel.

2 Durchgänge pro Bein, 15 bis 20 Sekunden in der Dehnung halten

Gut zu wissen

Für gedehnte Waden

Wenn Sie auch einmal etwas für Ihre Wadenmuskulatur tun wollen, machen Sie einen Schritt nach vorne, Fußspitzen sind gerade. Halten Sie sich an einem Tisch, einer Stuhllehne oder einer Wand fest. Das hintere Bein steht mit dem ganzen Fuß auf dem Boden. Mit geradem Rücken wird das vordere Bein langsam gebeugt und das Gewicht darauf verlagert. Kurz halten und die Seite wechseln.

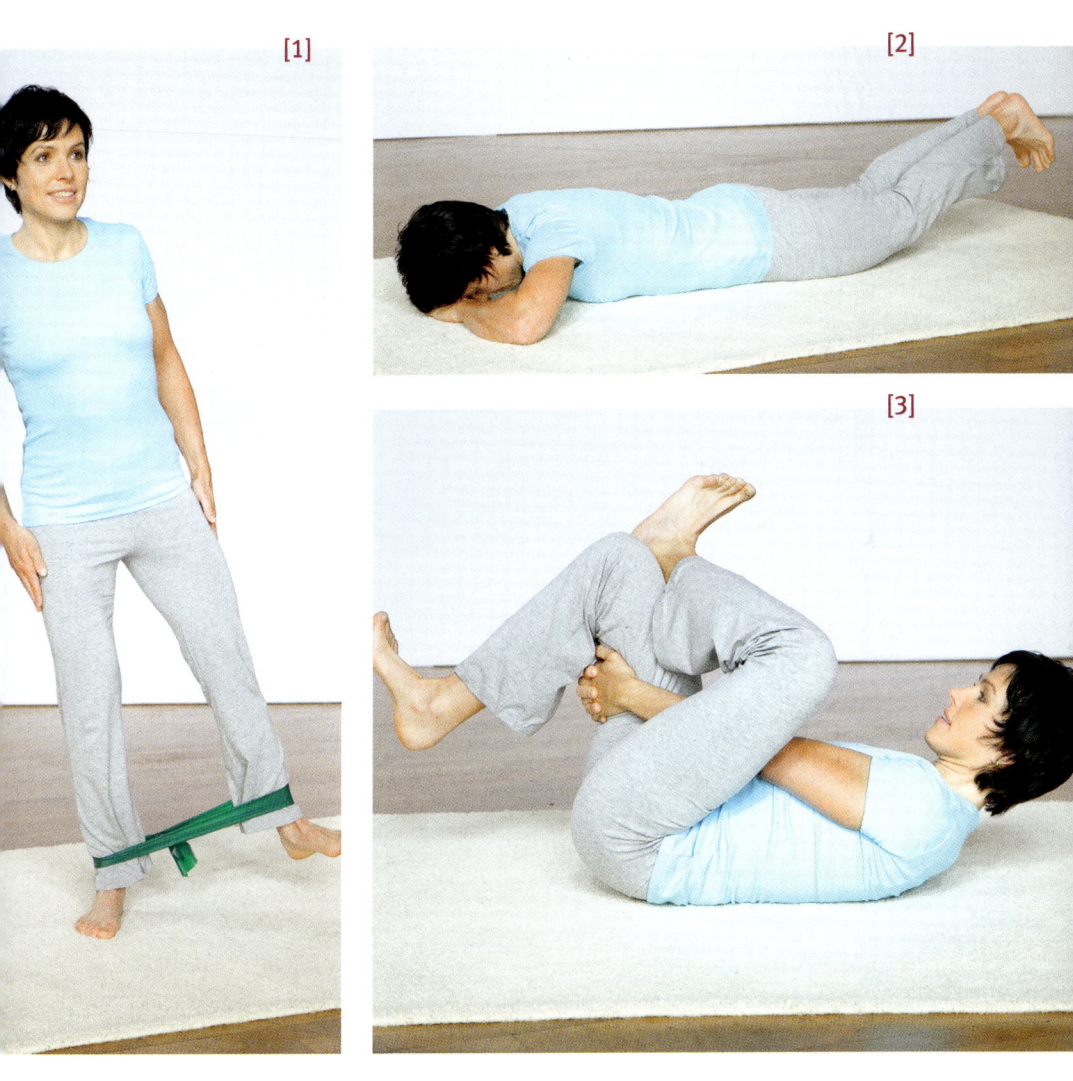

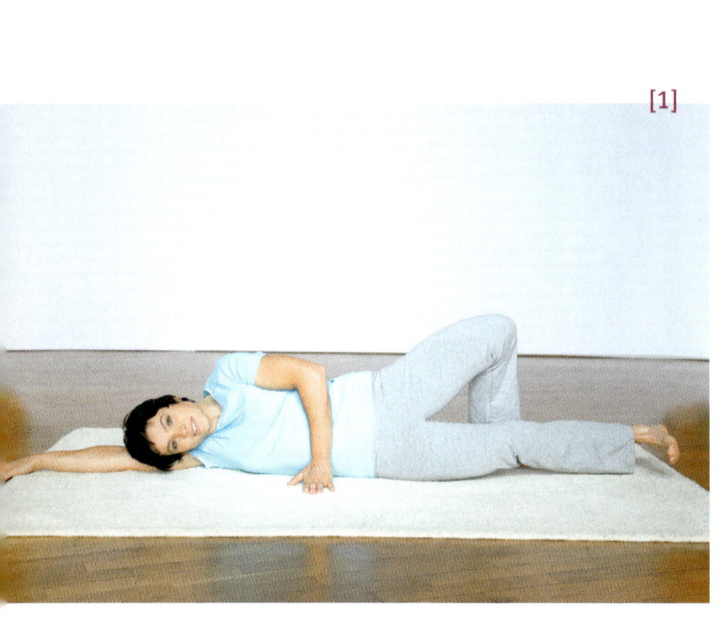

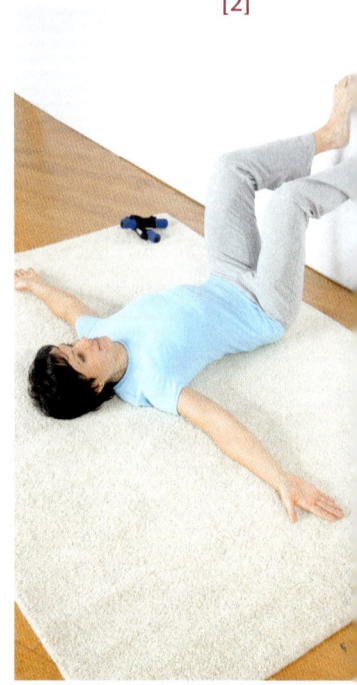

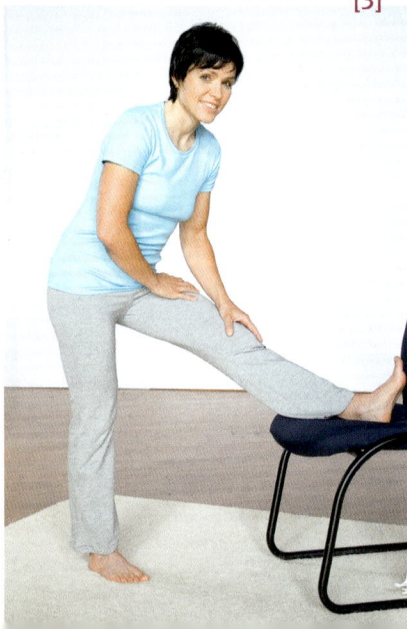

[1] **Antagonist.** Legen Sie sich auf die rechte Seite. Strecken Sie den rechten Arm nach oben und legen Sie Ihren Kopf ab. Bauch und Po fest anspannen. Stützen Sie sich mit der linken Hand vor dem Körper ab. Beu-gen Sie das linke Bein und stellen es mit der Fußsohle hinter das gestreck-te Bein. Das Knie zeigt nach oben. Das rechte Bein ist ausgestreckt, die Fußspitze ist angezogen. Heben und senken Sie langsam das gestreckte rechte Bein, ohne abzusetzen. Sei-tenwechsel.

3 Durchgänge pro Bein, 15 bis 20 Wiederholungen

[2] **Synergist.** Gesamte Oberschenkel-muskulatur: Legen Sie sich vor einer Wand auf den Rücken. Die Knie sind im 90-Grad-Winkel gebeugt, Füße an der Wand aufstellen. Bauch und Po fest anspannen. Arme liegen seit-lich auf Schulterhöhe ausgestreckt, Handflächen zeigen zur Decke. Lang-sam die Oberschenkel anspannen und die Füße fest gegen die Wand drücken und lösen.

3 Durchgänge, 15 bis 20 Sekunden die Spannung halten

[3] **Dehnen.** Stellen Sie sich gerade vor einen Stuhl. Legen Sie das linke Bein mit dem Unterschenkel auf der Sitz-fläche ab. Fußspitze ist angezogen. Hände liegen auf dem Oberschenkel. Das rechte Bein ist leicht gebeugt. Bauch und Po anspannen. Nun beu-gen Sie sich mit geradem Oberkör-per langsam nach vorne. Spannung halten und wieder aufrichten. Seiten-wechsel.

2 Durchgänge pro Bein, 15 bis 20 Sekunden in der Dehnung halten

Gut zu wissen

Für Fortgeschrittene

Setzen Sie sich mit geradem Rü-cken auf den Boden. Die Arme sind nach hinten ausgestreckt, Handflächen liegen auf dem Boden, Fingerspitzen zeigen nach hinten. Heben Sie langsam das gestreckte linke Bein mit der Ferse über das rechte Bein. Seitenwechsel.

4

WOCHE

Faul am Vormittag ....

Stress macht auf Dauer krank! Das berüchtigte Burnout-Syndrom kann jeden von uns treffen: Die Managerin ebenso wie die Anwältin, die Erzieherin, die Verkäuferin, die Mutter, Ehefrau und auch Sie! Unser Alltag ist nur in seltenen Fällen völlig stress-frei – immer gibt es da noch etwas zu erledigen, was keinen Aufschub mehr zulässt. Ein bisschen Ruhe liegt in weiter Ferne.

SONNTAGS NIE

Denken Sie daran: Ihr Körper braucht regelmäßige Erholung, um sich zu regenerie-ren. Was an einem Sonntagvormittag gar nicht geht: Kleiderschrank aufräumen, Kü-che und Bad putzen, Familienwäsche bügeln. Auch die Steuererklärung wird nicht an einem schönen Sonntagvormittag erledigt. Stellen Sie Ihr Telefon/Handy aus, wenn Sie ein paar Stunden für sich alleine brauchen. Wer mit Ihnen sprechen möchte, wird Sie später wieder anrufen oder Sie hören den Anrufbeantworter oder die Mailbox ab und rufen zurück.

Frauenzeitschriften sind das Größte

Nicht nur beim Arzt im Wartezimmer oder beim Friseur – heute am Sonntagvormittag ist der richtige Zeitpunkt, um endlich alle bunten Frauenzeitschriften von vorne bis hinten zu lesen. Ihnen gefallen die lustige Tischdekoration und die Einladungskarten für den nächsten Kindergeburtstag? Legen Sie die Zeitschrift neben Ihre Handtasche, beim nächsten Einkauf werden Sie das Material für den Kindergeburtstag besorgen und an einem Regentag eine vergnügliche Bastelstunde mit Ihren Kindern veran-stalten. Den farbenprächtigen Rezeptteil mit den orientalischen Gerichten legen Sie ebenfalls beiseite für das Wochenende nach dem 6-Wochen-Training, um Ihre Freun-dinnen mit Ihrem schlanken Aussehen und einem orientalischen Büfett zu überra-schen.

... fit am Nachmittag

Die Sonne scheint, kaum ein Wölkchen zieht über den Himmel. Jetzt ist der richtige Zeitpunkt, um sich ein bisschen frischen Wind um die Nase wehen zu lassen. Wo sind die Wanderschuhe, die Allwetterjacke, der Rucksack, die Wasserflasche, etwas Obst und die Wanderkarte? Alles da! Dann kann es ja losgehen.

Wandern ist heute wieder ein angesagter Sport, ein Sport ohne Risiko, denn das Naturerlebnis steht an erster Stelle. Gerade in der heutigen Zeit, in der die meisten von uns hektisch ihr Tagwerk vollbringen, ist ein Ausgleich für Geist und Körper dringend notwendig.

Wandern stärkt Herz und Kreislauf

Die Wanderung sollte mindestens 2 Stunden dauern. In dieser Zeit sollten Sie in der Stunde rund 5 Kilometer zurücklegen. Nur dann werden Muskulatur und Herz-Kreislauf-System sanft trainiert. Wenn Sie Schwierigkeiten mit den Gelenken haben: Teleskopstöcke vermindern die Belastung der Gelenke um rund 20 %, wenn sie richtig eingesetzt werden. Kurz beim Aufstieg und lang beim Abstieg.

Während des Wanderns entdeckt jeder etwas anderes am Wegesrand. Einer ist entzückt vom herrlichen Ausblick auf den glitzernden Fluss im Tal, ein anderer nascht von den süßen Brombeeren. Wenn dann noch ein scheues Reh zwischen den Bäumen staunend hervorlugt, war das ein erholsamer Ausflug für Körper, Geist und Seele.

Ein Fußbad tut wohl!

Nach der schönen Wanderung gönnen Sie Ihren strapazierten Füßen ein wohliges Fußbad mit Melisse-, Rosmarin- oder Lavendelöl. Genießen Sie das entspannende Bad 15 bis 20 Minuten. Anschließend trocknen Sie Ihre Füßen gründlich ab und massieren diese mit einer reichhaltigen Fußcreme.

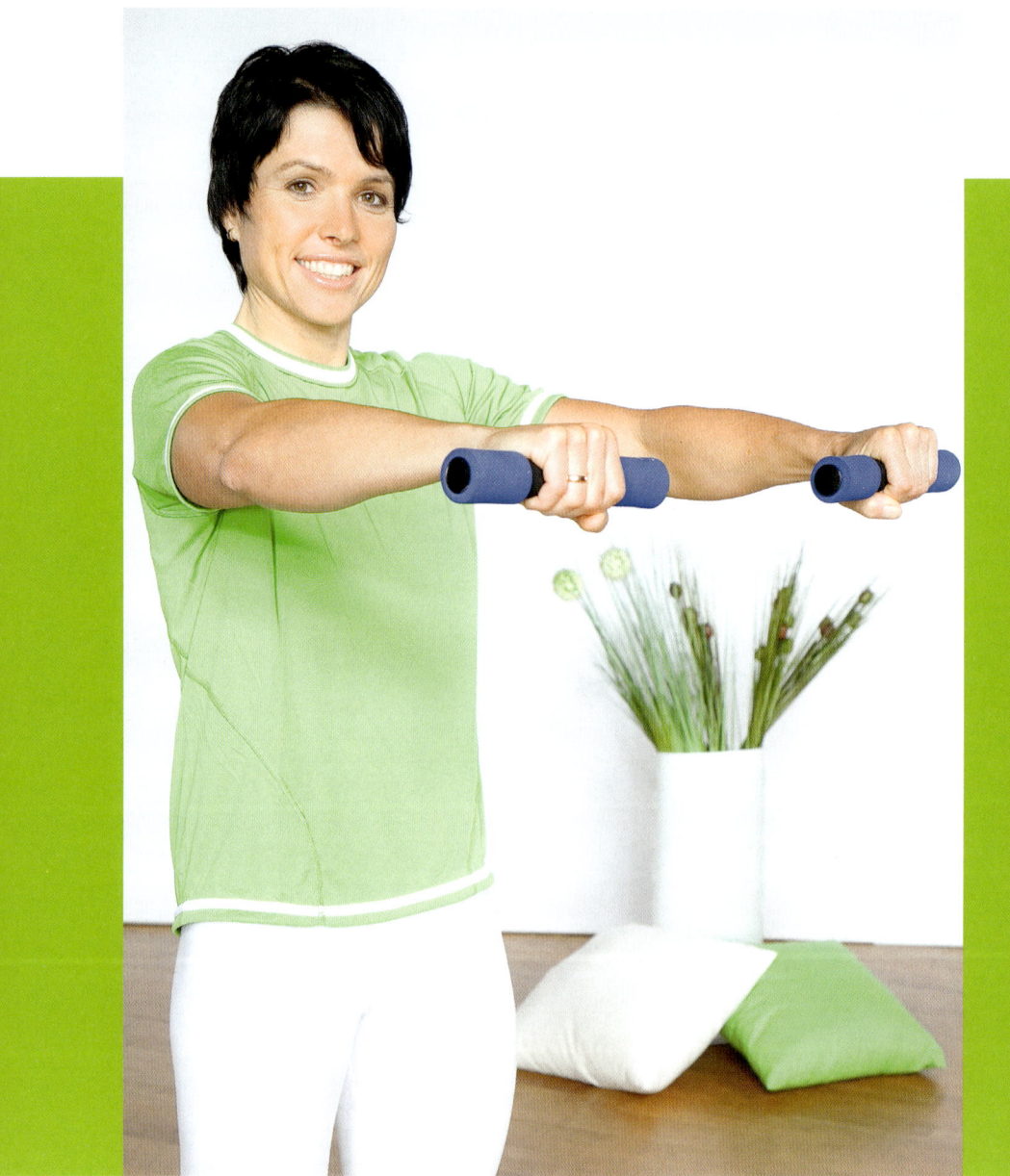

JETZT GEHT'S IN DIE FÜNFTE RUNDE

Auch in dieser Woche werden wieder andere Muskeln trainiert. Wer es bis hierher geschafft hat, kann stolz sein und wird wegen der schönen schlanken Muskeln garantiert weiter trainieren. So schmelzen auch die lästigen Fettpölsterchen für immer dahin. Auf den folgenden Seiten finden Sie Übungen, die wieder ein wenig schwerer sind. Sie geben der Muskulatur einen Anreiz, kräftiger zu werden.

5

[1] **Agonist.** Legen Sie sich auf den Bauch. Die Beine sind gestreckt, die Fußspitzen aufgestellt, die Beine leicht geöffnet. Bauch und Po fest anspannen. Legen Sie Ihre Arme ausgestreckt auf Schulterhöhe neben den Körper. Handrücken zeigen zur Decke. Nun heben Sie Ihren Kopf, Oberkörper und Ihre Arme vom Boden ab. Kurz halten und die Arme gestreckt nach vorne führen und langsam wieder auf Schulterhöhe zurückbringen. Der Oberkörper sollte nicht den Boden berühren.
3 Durchgänge, 12 bis 15 Wiederholungen

[2] **Synergist.** Schultern: Stehen Sie gerade, Beine sind in Schrittstellung, Knie leicht gebeugt. Bauch und Po fest anspannen. Arme sind im 90-Grad-Winkel auf Schulterhöhe nach oben angewinkelt. Nehmen Sie die Arme langsam gestreckt nach oben und beugen Sie wieder langsam, die Ellbogen bleiben auf Schulterhöhe. Kurz halten und die Arme wieder nach oben führen, die Ellbogen aber nie ganz durchstrecken.

Wer etwas stärker trainieren möchte, nimmt zwei gefüllte Wasserflaschen oder Hanteln in die Hände.
3 Durchgänge, 30 Wiederholungen

[3] **Dehnen.** Legen Sie sich auf den Rücken. Die Beine sind angewinkelt und fallen zusammen zur linken Seite. Beide Arme liegen auf Schulterhöhe ausgestreckt auf dem Boden. Wichtig: Knie fest aufeinanderpressen. Das untere Knie hat immer Bodenkontakt. Je mehr die Knie Richtung Oberkörper gezogen werden, desto schwieriger. Kopf und Schultern bleiben während der Übung auf dem Boden liegen. Seitenwechsel.
2 Durchgänge pro Bein, 15 bis 20 Sekunden in der Dehnung halten

Gut zu wissen

Gerade halten!

Achten Sie darauf, dass Sie nicht ins Hohlkreuz fallen und dass Nacken und Rücken eine Linie bilden. Immer direkt auf den Boden schauen und einen festen Punkt fixieren (Übung 1)

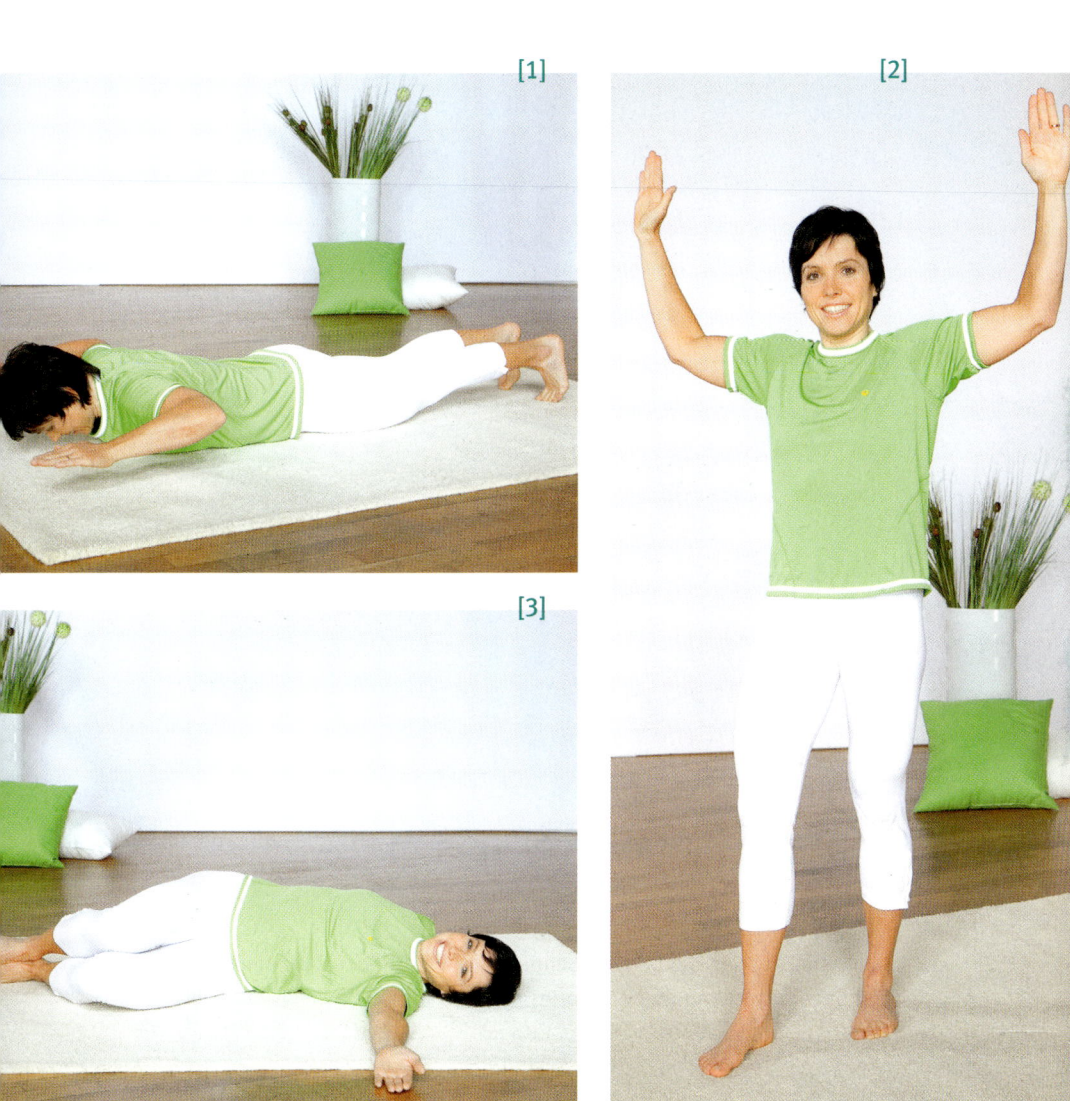

[1]

[2]

[3]

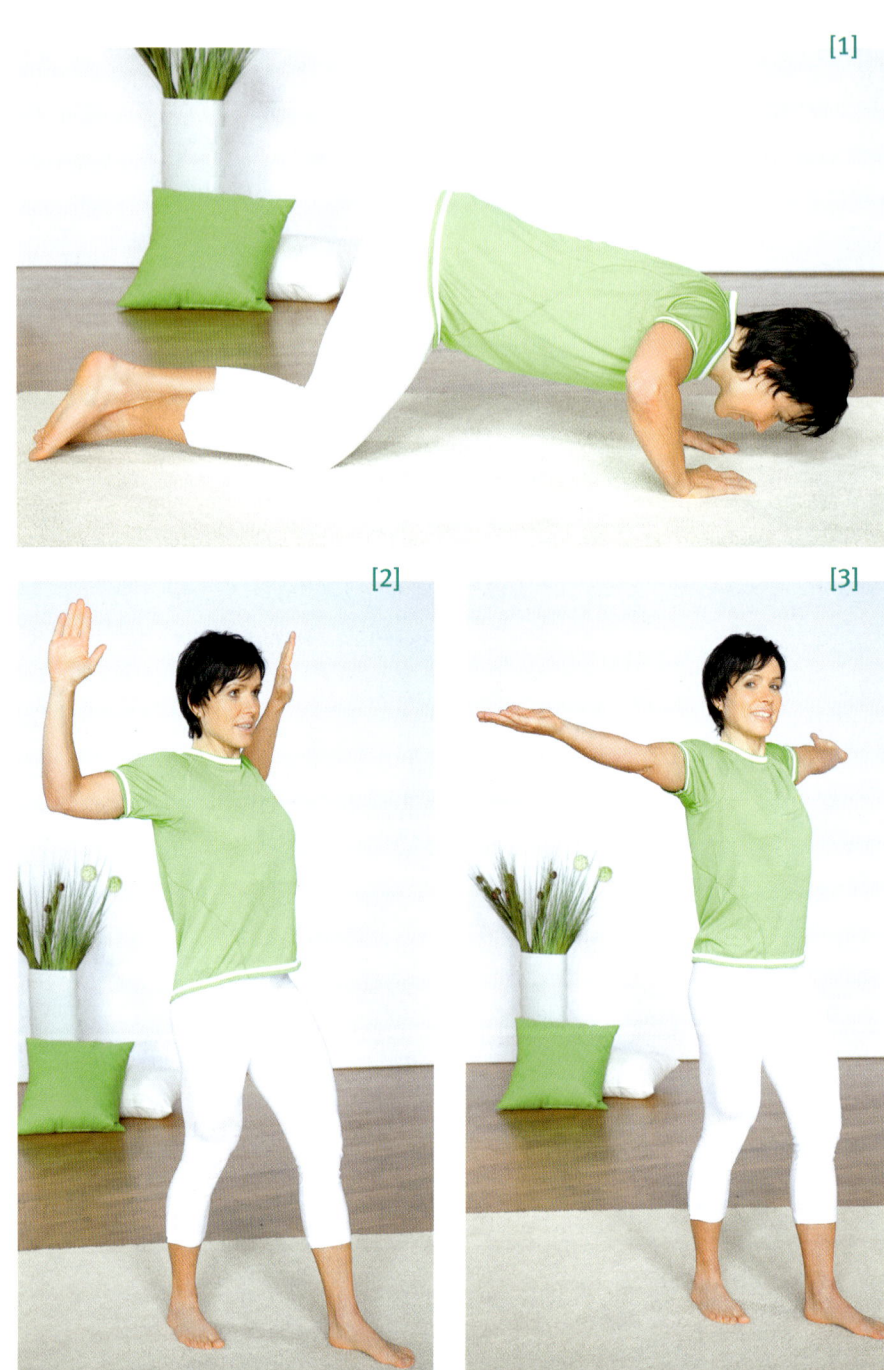

Für eine gute Haltung: kräftige Brustmuskeln

[1] **Antagonist.** Gehen Sie in den Vierfüßlerstand. Legen Sie ein flaches Kissen unter Ihre Knie. Füße liegen übereinander. Bauch und Po fest anspannen. Die Hände befinden sich auf Schulterhöhe und die Ellbogen zeigen nach außen. Finger zeigen nach innen. Nun beugen Sie die Arme, den Oberkörper senken Sie Richtung Boden. Dabei aber Nacken und Rücken gerade lassen. Kurz halten und die Arme wieder strecken. Dabei die Ellbogen nicht überstrecken, sondern immer leicht gebeugt halten.
3 Durchgänge, 12 bis 15 Wiederholungen

[2] **Synergist.** Oberer Rücken und Schultern: Stehen Sie aufrecht, Beine stehen in Schrittstellung, Knie leicht gebeugt. Bauch und Po fest anspannen. Heben Sie die Arme seitlich hoch auf Schulterhöhe. Ellbogen sind im 90-Grad-Winkel gebeugt. Handrücken zeigen nach hinten. Ziehen Sie die Ellbogen nach hinten, Schulterblätter dabei fest zusammendrücken. Die Spannung etwa

3 Sekunden halten und wieder in die Ausgangsstellung zurückkehren.
3 Durchgänge, 15 bis 20 Wiederholungen

[3] **Dehnen.** Stehen Sie aufrecht, Beine stehen in Schrittstellung. Knie sind leicht gebeugt. Bauch und Po fest anspannen. Nehmen Sie die ausgestreckten Arme seitlich hoch auf Schulterhöhe, Daumen zeigen nach hinten. Ziehen Sie nun die Arme langsam nach hinten. Schultern bleiben fest, Schulterblätter zusammendrücken. Während der Dehnung gleichmäßig ein- und ausatmen.
2 Durchgänge, 15 bis 20 Sekunden in der Dehnung halten

Gut zu wissen

Fitnesslügen

Aufwärmen vor dem Training ist unnötig. Falsch: Wer sich nicht aufwärmt, riskiert kleinste Risse an Muskeln, Sehnen und Bändern. Die Fettverbrennung beginnt erst nach 30 Minuten Ausdauertraining. Falsch: Sie setzt sofort nach dem Erreichen der richtigen Herzfrequenz ein.

5

MITTWOCH

Bizeps:
für wohlgeformte Arme

5

[1] **Agonist.** Stehen Sie gerade, Beine stehen in Schrittstellung, Knie sind leicht gebeugt. Bauch und Po fest anspannen. Nehmen Sie in jede Hand eine Hantel. Die gebeugten Ellbogen liegen eng an der Taille. Die Daumen zeigen nach oben. Senken Sie die Arme nach unten, dabei drehen Sie die Daumen nach außen. Die Arme sind jetzt gestreckt und werden wieder langsam nach oben bewegt, dabei zeigt der Daumen wieder nach oben zur Decke.
3 Durchgänge, 15 bis 20 Wiederholungen

[2] **Synergist.** Schultern: Stehen Sie aufrecht, Beine sind hüftbreit geöffnet, Knie leicht gebeugt. Bauch und Po fest anspannen. Nehmen Sie in jede Hand eine Hantel. Strecken Sie die Arme vor dem Körper aus. Handrücken zeigen nach oben, Daumen nach innen. Heben Sie langsam und ohne Schwung beide Arme von Beckenhöhe bis hoch zur Schulter und wieder zurück.
3 Durchgänge, 12 bis 15 Wiederholungen

[3] **Dehnen.** Stellen Sie sich gerade vor eine Wand. Beine sind hüftbreit geöffnet. Die Handflächen drücken gegen die Wand, Finger zeigen nach unten, Arme sind gestreckt, Knie leicht gebeugt. Schultern nach unten ziehen, Bauch und Po fest anspannen.
2 Durchgänge, 20 bis 30 Sekunden in der Dehnung halten

Gut zu wissen

Einfache Trainingsgeräte

Nicht jeder besitzt Hanteln, einen Ball oder ein elastisches Band. Sie können die Hanteln durch Wasserflaschen, den Ball durch einen aufgeblasenen Luftballon und das elastische Band durch zwei miteinander verbundene Einmachgummis ersetzen.

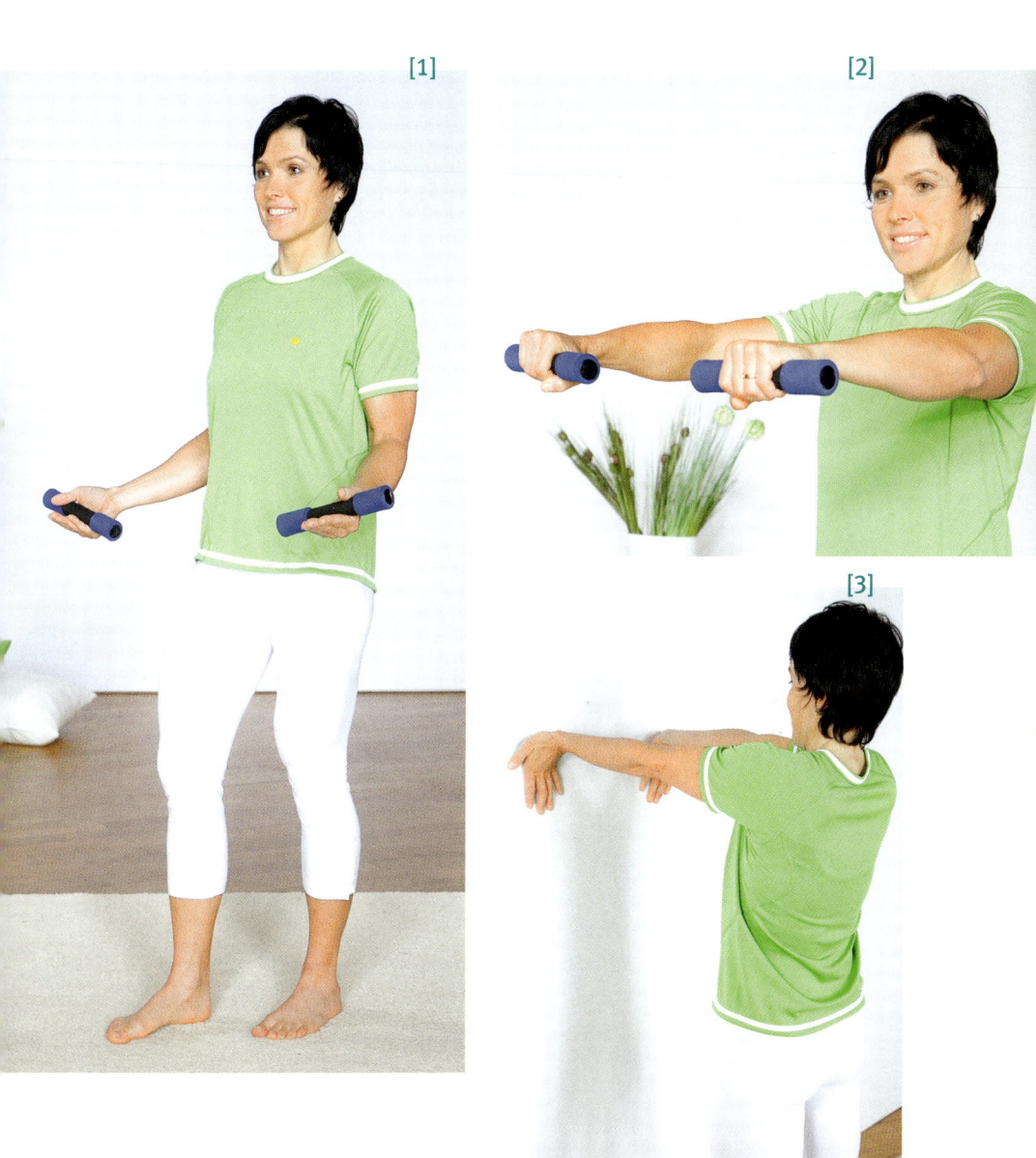

[1]

[2]

[3]

Schicken Sie Ihre Gedanken auf die Reise

Meine Auszeit

Wie war Ihr Tag? Hektisch und unangenehm? Nehmen Sie sich eine kurze Auszeit. Ziehen Sie sich für eine halbe Stunde oder länger zurück. Legen Sie sich aufs Sofa oder ins Bett. Lesen Sie ein Buch, schauen Sie einen netten Film im Fernsehen, hören Sie Ihre Lieblingsmusik – und lassen Sie sich nicht vom Klingeln des Telefons aus den gemütlichen Kissen und Ihren Träumen reißen. Trinken Sie, was Ihnen schmeckt oder knabbern Sie etwas Obst oder knackige Gemüsesticks. Sie werden sehen: Danach sind Sie ausgeruhter und voller Tatendrang.

Mein Urlaub

Schicken Sie Ihre Gedanken bei geschlossenen Augen auf eine Wohlfühlreise. Denken Sie sich in eine Umgebung, die Ihnen gut tut. Oder denken Sie sich ans rauschende Meer in Südfrankreich, an die untergehende Sonne, die bei Capri im Meer versinkt, an die geplante Bergwiesenwanderung im Allgäu oder an den nächsten Sonntagsausflug mit der Familie.

Meine Party

Oder lassen Sie vor Ihrem geistigen Auge die nächste Gartenparty vorüberziehen. Sehen Sie sich in Ihrem neuen atemberaubenden knallroten Kleid mit Ihrer tollen straffen Figur? Sehen Sie, wie Ihre Freundinnen ungläubig schauen? Ist sie es – oder ist sie es nicht? Oder träumen Sie sich an einen Ort, an dem Sie sich besonders wohl gefühlt haben. Schließen Sie die Augen, atmen Sie tief bis in den Bauch hinein und denken Sie intensiv an dieses schöne Erlebnis.

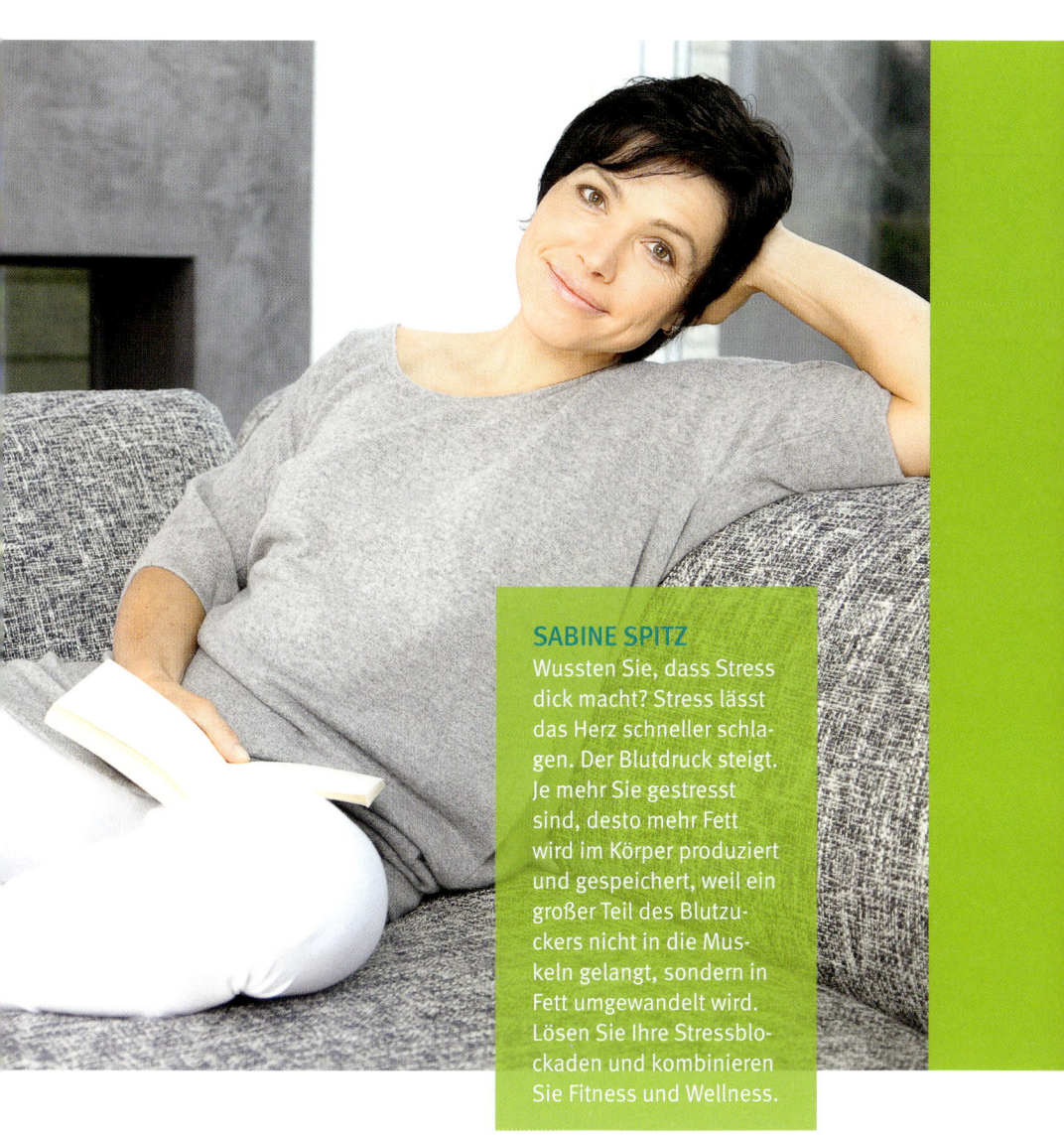

SABINE SPITZ

Wussten Sie, dass Stress dick macht? Stress lässt das Herz schneller schlagen. Der Blutdruck steigt. Je mehr Sie gestresst sind, desto mehr Fett wird im Körper produziert und gespeichert, weil ein großer Teil des Blutzuckers nicht in die Muskeln gelangt, sondern in Fett umgewandelt wird. Lösen Sie Ihre Stressblockaden und kombinieren Sie Fitness und Wellness.

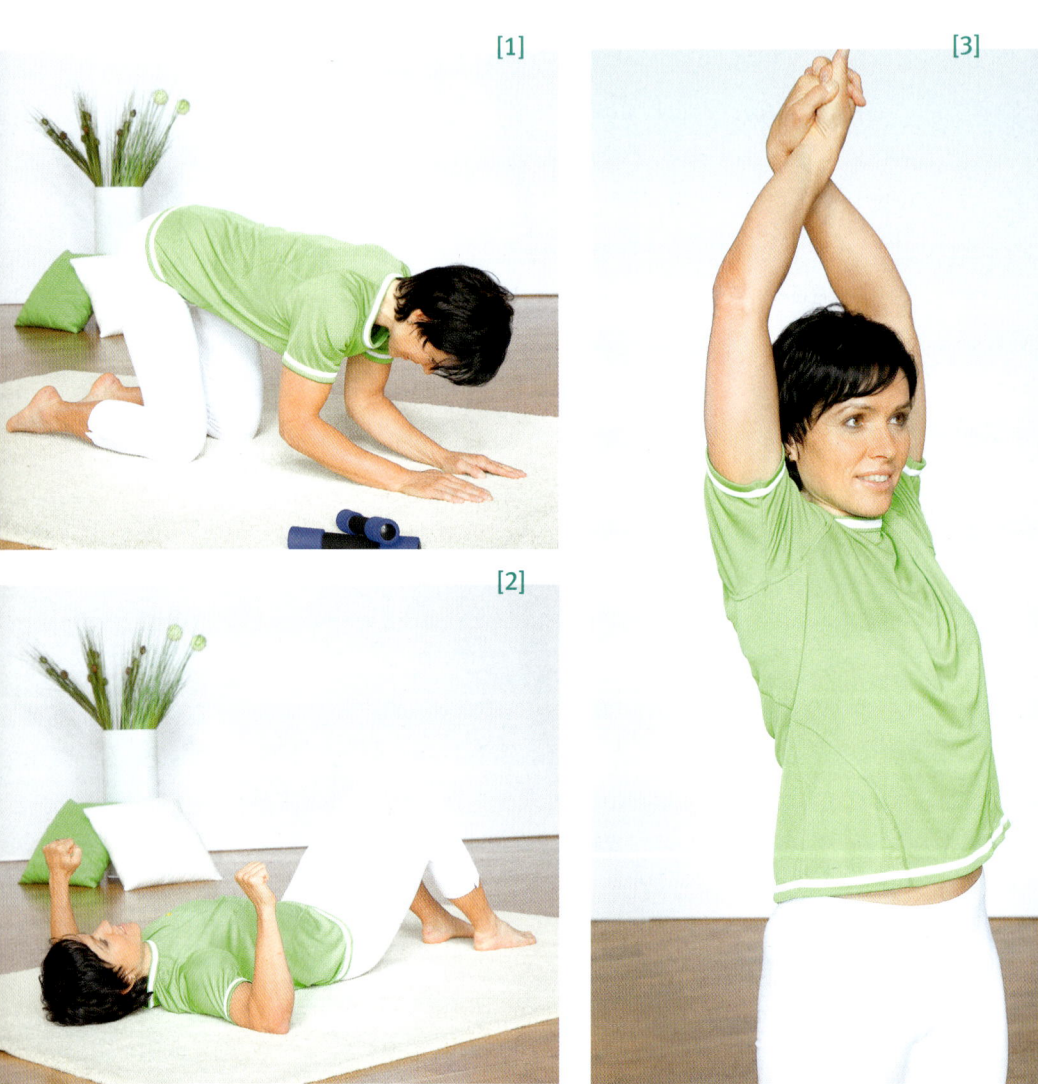

[1]

[2]

[3]

[1] **Antagonist.** Gehen Sie in den Vierfüßlerstand. Knie befinden sich unter der Hüfte (flaches Kissen unterlegen), Hände unter den Kopf. Legen Sie die Hände möglichst eng zusammen. Füße sind ausgestreckt. Bauch und Po fest anspannen. Beugen Sie langsam Ihre Arme, bis Sie mit Ihrer Nasenspitze fast den Boden berühren können. Nacken und Rücken sind gerade. Ellbogen zeigen nach hinten Richtung Knie. Strecken Sie langsam wieder die Arme, bis Ihr Oberkörper parallel zum Boden ist. Ellbogen nie ganz durchstrecken.
3 Durchgänge, 8 bis 12 Wiederholungen

[2] **Synergist.** Oberer Rücken und Schultern: Legen Sie sich auf den Rücken. Die Beine sind angewinkelt, Füße stehen auf dem Boden. Rücken liegt fest auf dem Boden. Bauch und Po fest anspannen. Die Arme liegen angewinkelt auf Schulterhöhe neben dem Körper. Nun machen Sie mit den Händen eine Faust, Daumen zeigen nach innen. Jetzt die Ellbogen

fest gegen den Boden drücken und die Spannung halten.
5 Durchgänge, 8 bis 12 Sekunden in der Spannung halten

[3] **Dehnen.** Stehen Sie gerade, Beine sind hüftbreit geöffnet. Knie sind leicht gebeugt. Bauch und Po fest anspannen. Nehmen Sie Ihre Arme über den Kopf, verschränken Sie Ihre Finger ineinander und ziehen Sie sich mit gestreckten Oberarmen langsam gaaanz lang.
2 Durchgänge, 15 bis 20 Sekunden in der Dehnung halten

5

Gut zu wissen

Gerade Wirbelsäule

Beachten Sie bei jeder Übung: Nacken und Rücken sind gerade, das heißt, Sie machen kein Doppelkinn und der Kopf streckt sich auch nicht nach hinten. Die Wirbelsäule ist nicht oben gewölbt und hängt auch nicht durch.

FREITAG | Für eine schmale Taille: schräge Bauchmuskulatur

5

[1] **Agonist.** Legen Sie sich auf den Rücken. Arme liegen gestreckt mit den Handflächen nach unten am Boden. Heben Sie beide gestreckten Beine nach oben. Fußspitzen sind angezogen. Bauch und Po fest anspannen. Nun kippen beide Beine langsam nach rechts und nach links. Stützen Sie sich dabei mit den Handflächen am Boden ab.

3 Durchgänge pro Seite, 12 bis 15 Wiederholungen

[2] **Synergist.** Unterbauch: Legen Sie sich auf den Rücken. Nehmen Sie eine Radfahrer-Beinstellung ein. Der Rücken liegt fest am Boden. Evtl. ein flaches Kissen unter den Rücken legen. Die Arme können zur Stabilität zur Seite ausgestreckt werden, der Kopf hebt vom Boden ab. Während Sie mit beiden Beinen „Radfahren", nähern sich Ihre Beine immer weiter dem Boden. Vergessen Sie dabei aber das „Treten" nicht. Bevor der Rücken abhebt, wieder in die Ausgangsstellung „zurückradeln".

3 Durchgänge pro Bein, 10 bis 12 Wiederholungen

[3] **Dehnen.** Stehen Sie aufrecht, Knie sind leicht gebeugt. Stellen Sie das rechte Bein hinter das linke. Heben Sie beide Arme gestreckt über den Kopf. Die recht Hand umgreift das linke Handgelenk. Bauch und Po fest anspannen. Der rechte Arm zieht den Oberkörper auf die rechte Seite. Seitenwechsel.

2 Durchgänge pro Seite, 15 bis 20 Sekunden in der Dehnung halten

Gut zu wissen

Achten Sie auf Ihre Mitte!

Eine schöne schmale Taille sorgt für eine hinreißende Figur. Wenn der Umfang um nur 5 Zentimeter zunimmt, erhöht das bei Frauen das Risiko krank zu werden. Das Fettgewebe produziert Stoffe, die chronische Erkrankungen fördern können. Die Taille sollte am besten immer schmaler sein als die Hüfte.

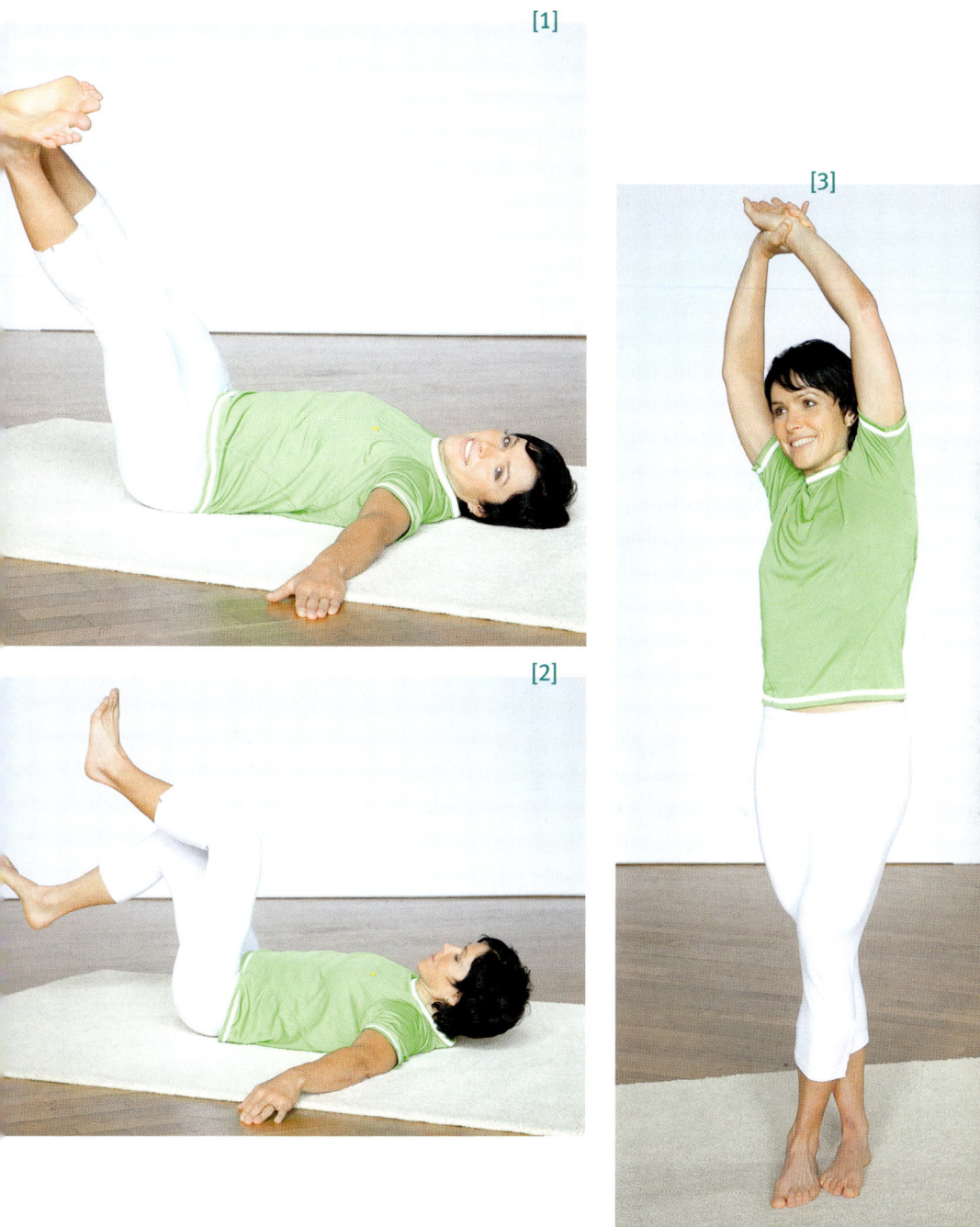

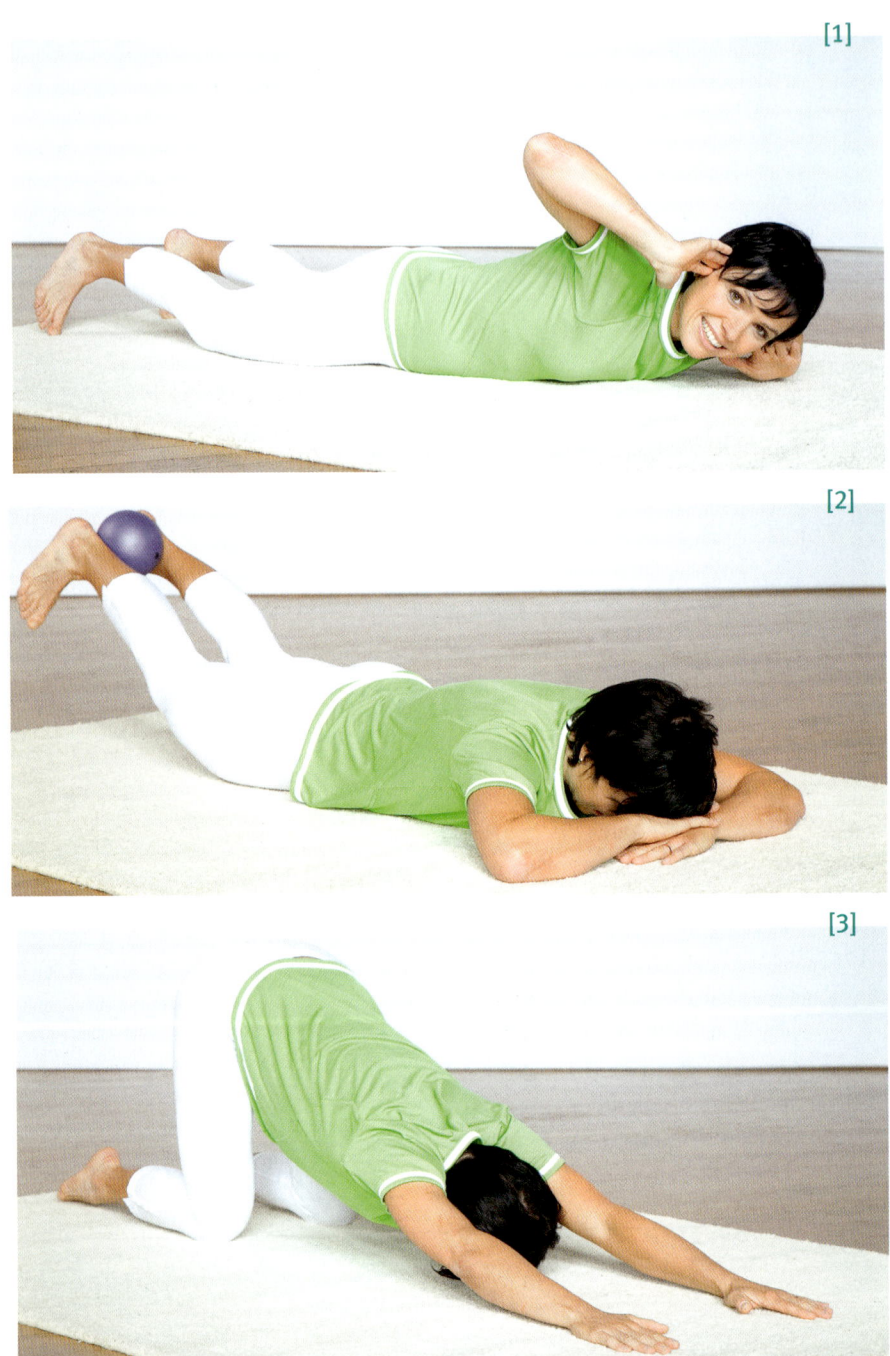

5

[1] **Antagonist.** Legen Sie sich auf den Bauch. Beine sind ausgestreckt und hüftbreit geöffnet. Die Fußspitzen sind aufgestellt. Legen Sie Ihre Hände an die Ohren, Ellbogen zeigen nach außen. Bauch und Beine fest anspannen. Heben Sie nun Oberkörper und Brust und drehen Sie einmal zur rechten und einmal zur linken Seite.

3 Durchgänge pro Seite, 10 bis 12 Wiederholungen

[2] **Synergist.** Po-Muskulatur: Legen Sie sich auf den Bauch, die Beine sind ausgestreckt und liegen hüftbreit auseinander. Verschränken Sie die Arme unter der Stirn. Die Fußspitzen sind aufgestellt. Bauch und Po anspannen. Nehmen Sie einen kleinen Ball zwischen die Knöchel. Nun heben Sie beide Beine vom Boden ab und drücken dabei den Ball fest zusammen. Kurz halten und wieder senken, aber ohne dabei den Boden mit den Beinen zu berühren.

3 Durchgänge, 10 bis 12 Wiederholungen, 2 Sekunden halten

[3] **Dehnen.** Gehen Sie in den Vierfüßlerstand. Strecken Sie die Arme weit nach vorne. Unterarme liegen auf dem Boden und ziehen langsam nach vorne, Po zieht leicht nach hinten. Während der Dehnung das Atmen nicht vergessen.

2 Durchgänge, 15 bis 20 Sekunden in der Dehnung halten

Gut zu wissen

So sitzen Sie richtig!

Die meisten Menschen sitzen falsch und tun ihrem Rücken damit nichts Gutes. Der Bauch wird gequetscht und der Rücken ist rund. Und ein runder Rücken sieht einfach nicht gut aus, Rückenschmerzen sind vorprogrammiert. So sitzen Sie richtig: Setzen Sie sich gerade auf einen Stuhl, Füße sind aufgestellt, Knie im rechten Winkel. Das Becken ist leicht nach vorne gekippt, die Schultern ziehen nach hinten und unten.

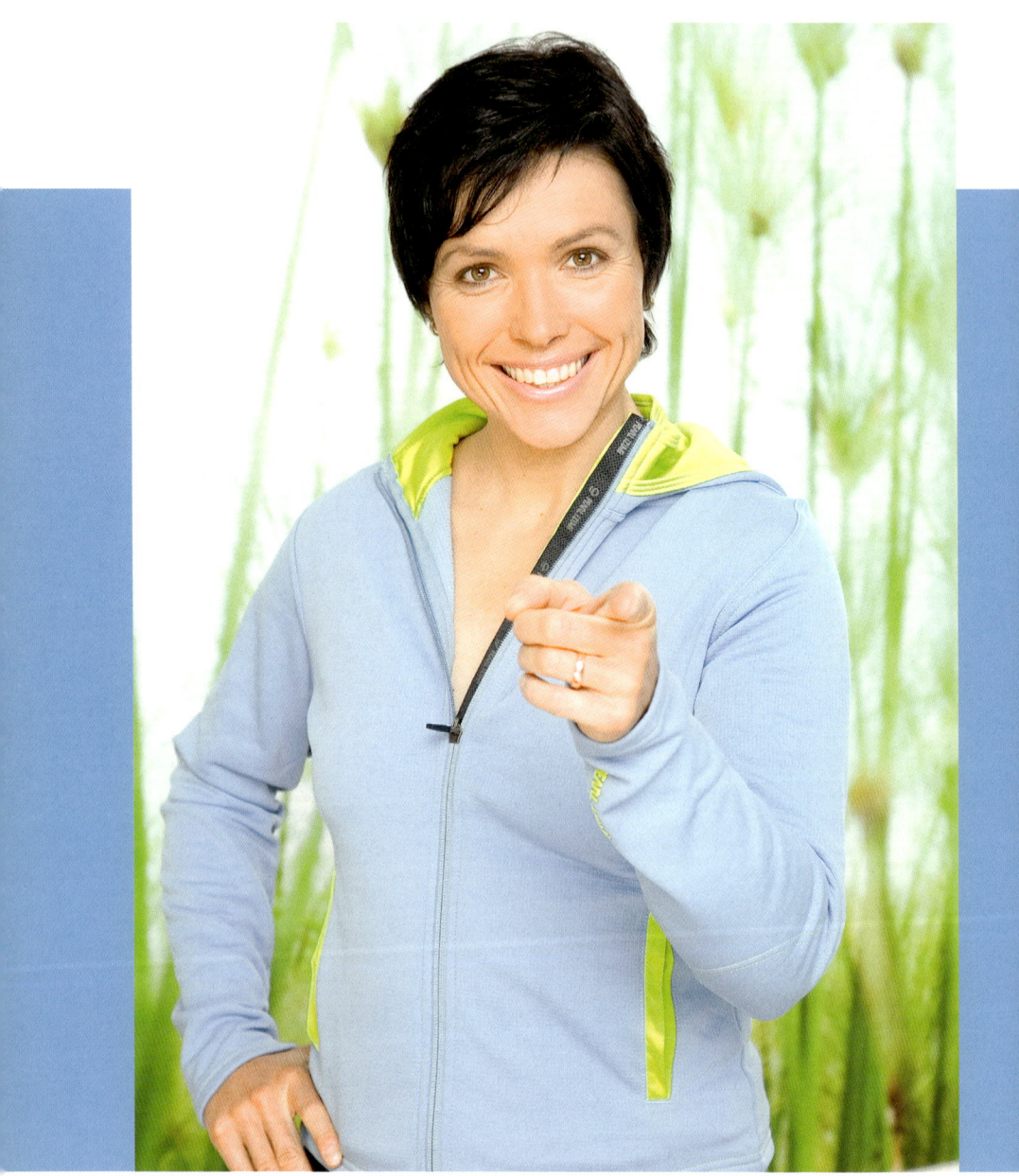

JETZT GEHT'S IN DIE LETZTE RUNDE

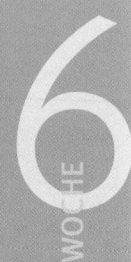

Nun haben Sie es bald geschafft. Die letzte Woche beginnt. Geben Sie noch einmal alles und führen Sie die Übungen so sorgfältig wie möglich aus. Das Training widmet sich in dieser letzten Woche wieder ganz den Problemzonen. Dann freuen Sie sich schon heute auf den Samstag, wenn Sie Ihr Gewicht und Ihre Maße kontrollieren. Was sagt Ihr Spiegelbild? Ein neuer Mensch steht vor Ihnen – schöner, schlanker, straffer und mit einer großartigen Ausstrahlung – und das nach nur 6 Wochen Training.

MONTAG | Für einen festen Po

6

[1] **Agonist.** Setzen Sie sich auf den Boden und gehen Sie in den rückwärtigen Vierfüßlerstand. Füße stehen fest auf dem Boden. Die Hände befinden sich unter den Schultern. Die Fingerspitzen zeigen nach außen. Po fest anspannen und das Becken und den Oberkörper so weit anheben, bis die Oberschenkel mit dem Oberkörper parallel zum Boden stehen. Bei der Übung sind die Ellbogen gestreckt. Senken Sie langsam das Becken, ohne dabei den Boden zu berühren.

3 Durchgänge, 15 bis 20 Wiederholungen

[2] **Synergist.** Hintere Oberschenkel: Legen Sie sich auf den Rücken. Die Unterschenkel legen Sie auf einem Stuhl ab. Bauch und Po fest anspannen. Die Arme liegen seitlich am Körper, Handrücken zeigen zur Decke. Die Fersen drücken auf dem Stuhl nach unten, die Oberschenkel dabei anspannen.

5 Durchgänge, 8 bis 10 Sekunden in der Spannung halten

[3] **Dehnen.** Legen Sie sich auf den Rücken. Nehmen Sie die angewinkelten Beine zur Brust und umfassen Sie sie mit beiden Armen. Der Kopf geht Richtung Knie. Machen Sie sich rund wie ein Päckchen.

2 Durchgänge, 15 bis 20 Sekunden in der Dehnung halten

Gut zu wissen

Laufen lernen

Wir haben schon öfter darauf hingewiesen, dass Muskeltraining und Ausdauersport eine gute Kombi sind. Wenn Sie noch nie gejoggt und gewalkt sind, machen Sie einen Kurs und lassen Sie sich beide Sportarten von einem Trainer richtig zeigen. Dort lernen Sie auch, welche Dehnübungen für Jogger und Walker die besten sind.

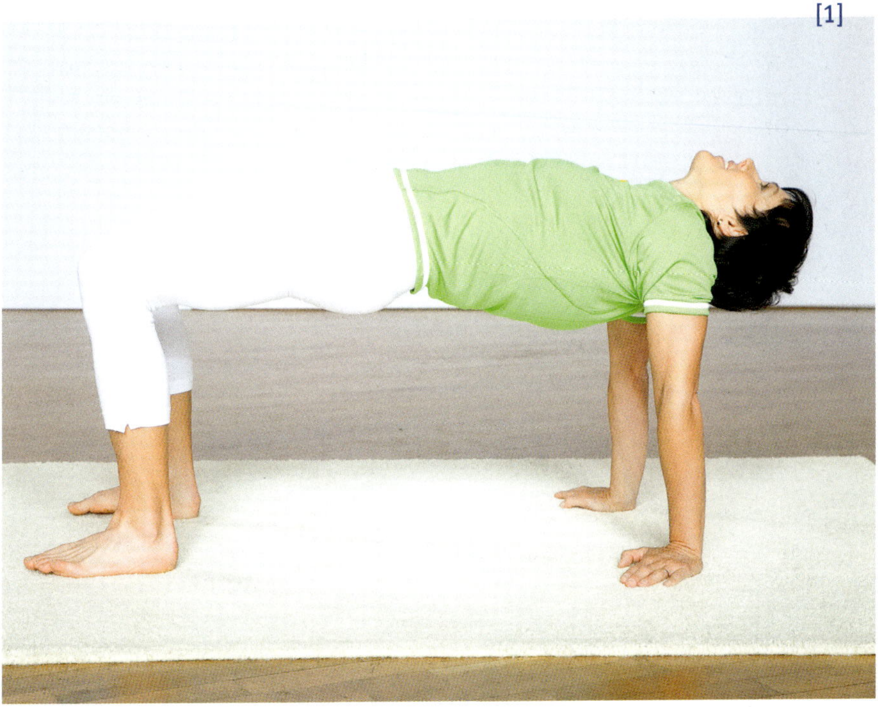

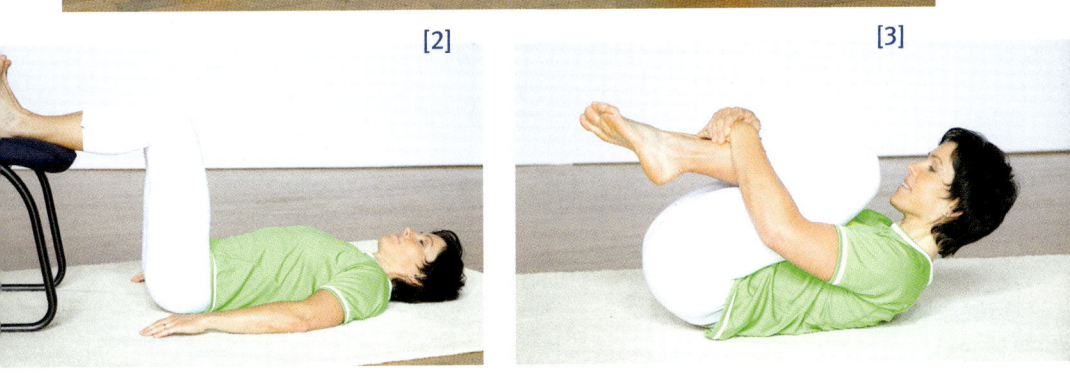

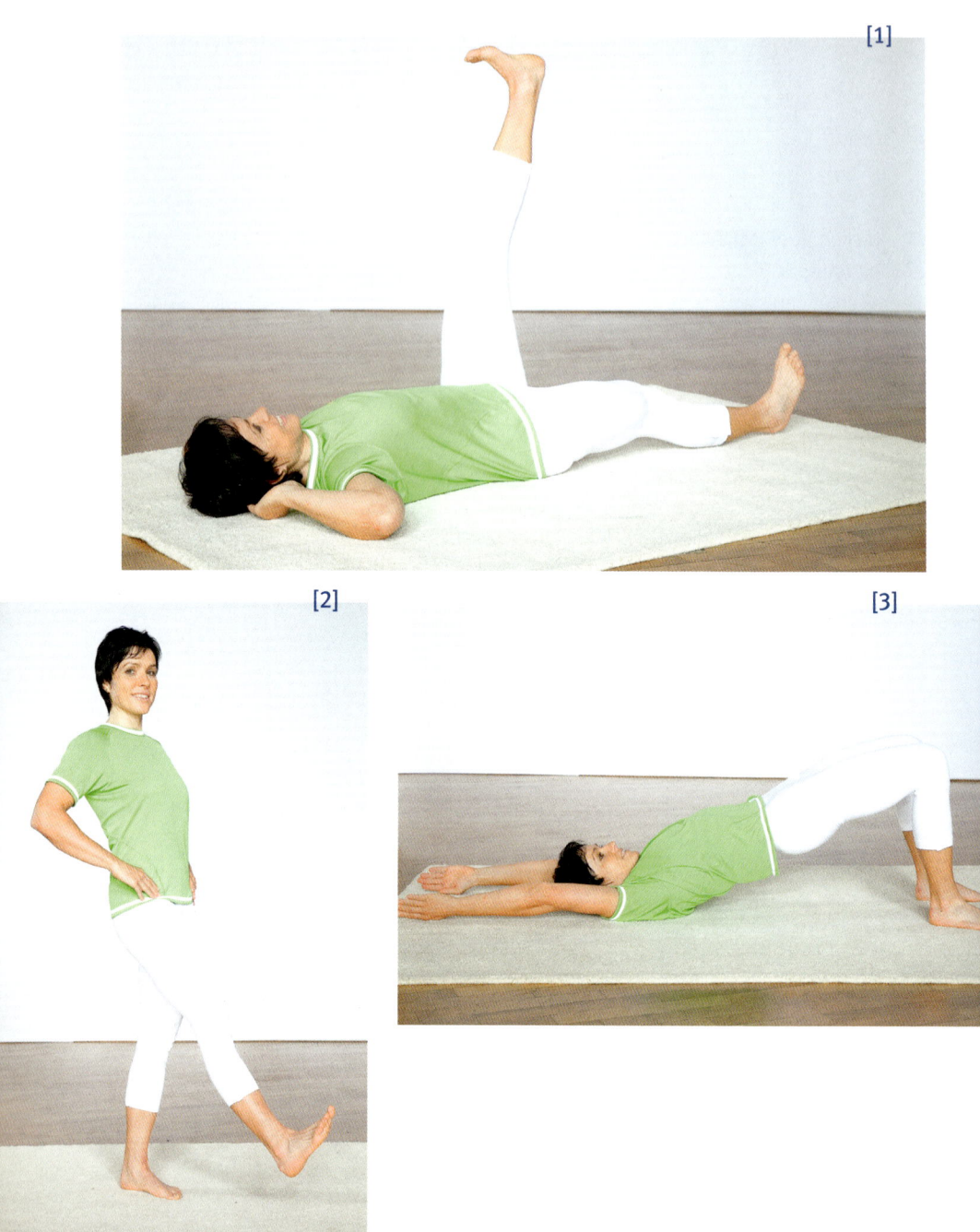

[1]

[2]

[3]

| Für einen flachen Bauch:
gerade Bauchmuskulatur

[1] **Antagonist.** Legen Sie sich auf den Rücken. Ihre Hände verschränken Sie unter dem Kopf. Ellbogen zeigen nach außen. Bauch und Po fest anspannen. Heben Sie beide Beine gerade nach oben. Fußsohlen zeigen zur Decke, Fußspitzen sind angezogen. Drücken Sie die Ellbogen in den Boden, während Sie das rechte Bein langsam absenken. Dabei den Boden nicht berühren. Das linke Bein bleibt senkrecht nach oben gestreckt. Achten Sie darauf, dass kein Hohlkreuz entsteht. Das rechte Bein langsam wieder nach oben führen und das linke Bein senken.
3 Durchgänge pro Bein, 10 bis 12 Wiederholungen

[2] **Synergist.** Vorderer Oberschenkel: Stellen Sie sich aufrecht hin, Beine stehen hüftbreit auf dem Boden. Halten Sie sich evtl. an einer Wand, einem Tisch oder einer Stuhllehne fest. Bauch und Po fest anspannen. Arme in die Taille. Das rechte Bein nach vorne strecken, Oberschenkel anspannen, Fußspitze anziehen. Das gestreckte Knie langsam beugen und

wieder strecken. Kurz halten und wieder beugen und senken. Seitenwechsel.
3 Durchgänge pro Bein, 15 bis 20 Wiederholungen

6

[3] **Dehnen.** Legen Sie sich auf den Rücken. Strecken Sie Ihre Arme hinter dem Kopf aus. Beugen Sie Ihre Knie im 90-Grad-Winkel. Bauch und Po fest anspannen. Nun heben Sie langsam das Becken, bis Oberschenkel und Oberkörper eine Linie bilden. Halten und langsam wieder senken und am Boden ablegen.
2 Durchgänge, 15 bis 20 Sekunden in der Dehnung halten

Gut zu wissen

Übung verstärken

Sie können Übung 2 auch mit einem elastischen Band ausführen. Um den rechten Knöchel eine Schlaufe legen, mit dem linken Fuß aufs Gummi treten. Das rechte Bein spreizen. Beim Zurückführen, nie ganz aus der Spannung herausgehen.

6

[1] **Agonist.** Stellen Sie sich gerade hin. Schultern nach hinten und unten ziehen. Bauch und Po anspannen. Arme in die Taille legen. Strecken Sie ein Bein leicht gebeugt schräg nach hinten. Fußspitze ist angezogen. Nun machen Sie mit dem vorderen Bein einbeinige Kniebeugen. Seitenwechsel.

3 Durchgänge pro Bein, 15 bis 20 Wiederholungen

[2] **Synergist.** Wade: Stellen Sie sich hüftbreit hin und halten Sie sich während der Übung evtl. an einer Stuhllehne fest. Knie sind leicht gebeugt, Schultern nach hinten und unten ziehen. Bauch und Po fest anspannen. Nun gehen Sie mit leicht gebeugten Knien auf die Zehenspitzen, bis die Fersen komplett vom Boden abgehoben sind. Kurz halten und wieder senken, ohne den Boden zu berühren, und wieder auf die Zehenspitzen stellen.

3 Durchgänge, 20 bis 25 Wiederholungen

[3] **Dehnen.** Stellen Sie sich gerade hin. Schultern nach hinten und unten ziehen. Bauch und Po anspannen. Strecken Sie ein Bein nach vorne aus, Fußspitze ist angezogen. Legen Sie beide Hände auf die Oberschenkel – nicht aufs Knie. Nun beugen Sie Ihren Oberkörper mit geradem Rücken leicht Richtung Oberschenkel. Seitenwechsel.

2 Durchgänge pro Bein, 15 bis 20 Sekunden in der Drehung halten

Gut zu wissen

Vergessen Sie das Trinken nicht

Wer intensiv trainiert, bringt seine Muskeln in Fahrt und die Körpertemperatur steigt. Weil aber eine erhöhte Körpertemperatur lebensbedrohlich sein kann, produzieren 2 bis 3 Millionen Drüsen Schweiß. Er verdunstet auf der Haut und kühlt so unseren Körper. Diesen Wasserverlust sollten Sie durch kalorienarme Flüssigkeit immer ausgleichen.

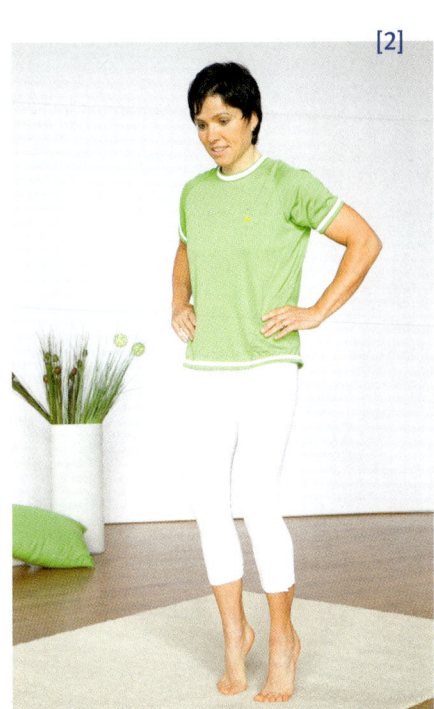

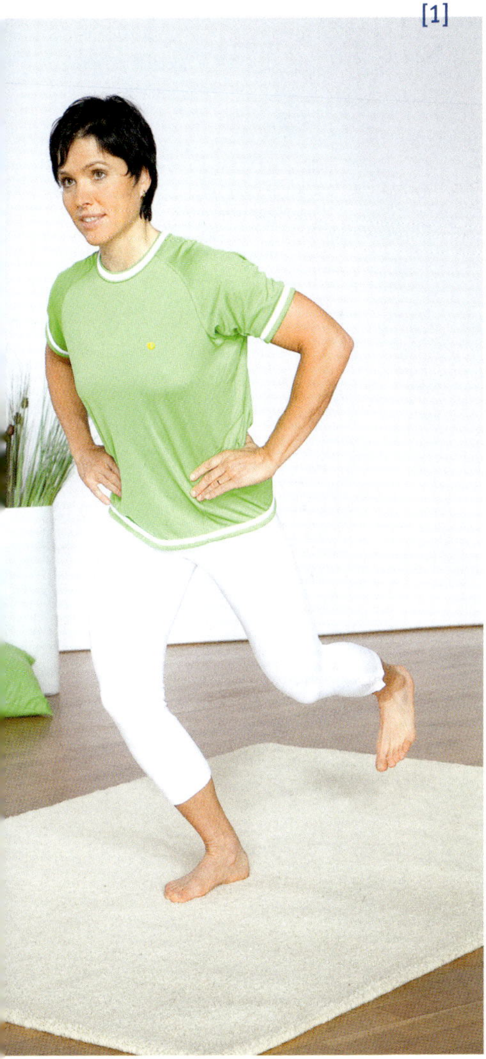

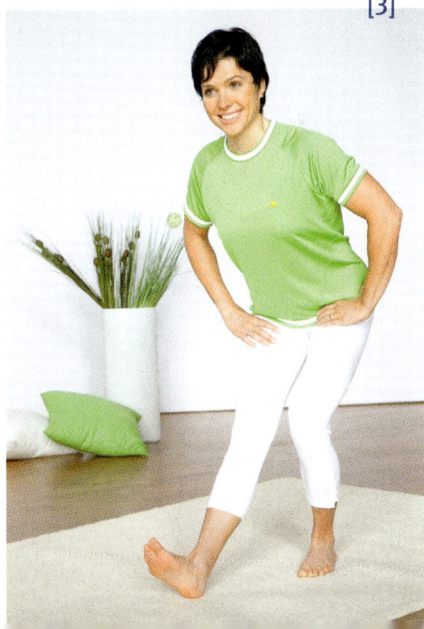

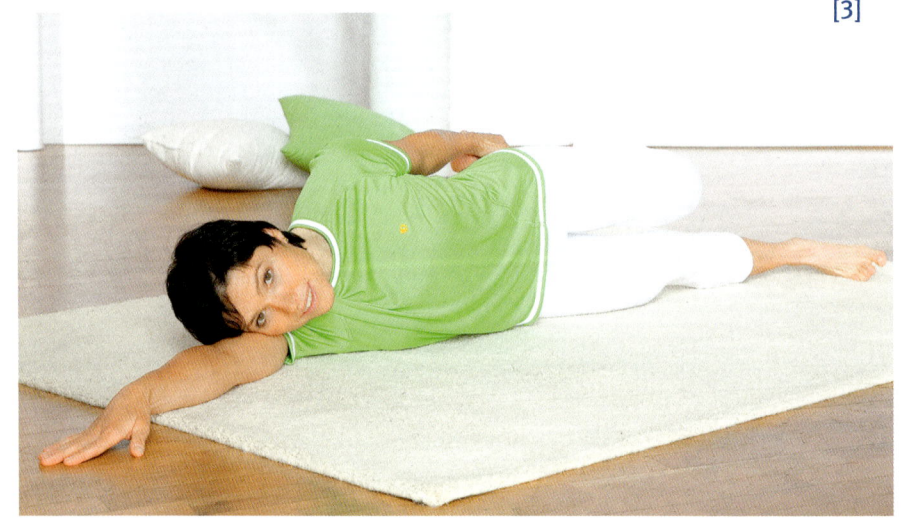

[1]

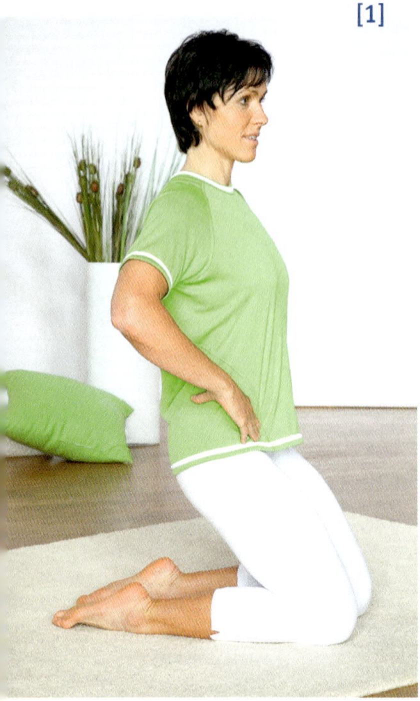

[2]

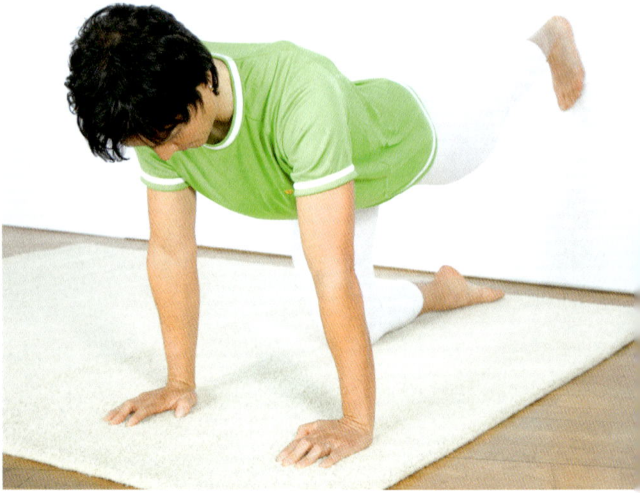

[3]

[1] **Antagonist.** Knien Sie sich auf den Boden. Legen Sie sich evtl. ein flaches Kissen unter die Knie. Füße sind gestreckt, Knie sind hüftbreit geöffnet. Stützen Sie Ihre Hände in der Taille ab. Schultern nach hinten und unten ziehen. Bauch und Po fest anspannen. Setzen Sie sich auf den Fersen ab. Kommen Sie langsam nach oben und strecken die Oberschenkel. Kurz halten und langsam wieder in den Fersensitz gehen, aber nicht ganz ablegen, und wieder nach oben kommen.

3 Durchgänge, 15 bis 20 Wiederholungen

[2] **Synergist.** Po-Muskulatur: Gehen Sie mit dem Rücken zur Wand in den Vierfüßlerstand. Schultern nach hinten und unten ziehen. Bauch und Po fest anspannen. Den linken Fuß gegen die Wand drücken, Bein ist gestreckt. Spannung halten und Seitenwechsel.

3 Durchgänge pro Bein, 20 bis 30 Sekunden in der Spannung halten

[3] **Dehnen.** Legen Sie sich in Seitenlage auf den Boden. Bauch und Po anspannen. Das linke obere Bein ist gebeugt. Fassen Sie mit der linken Hand das linke Sprunggelenk und ziehen die Ferse zum Po, sodass die Hüfte gestreckt wird. Seitenwechsel.

2 Durchgänge pro Bein, 20 bis 30 Sekunden in der Dehnung halten, nicht nachfedern

6

Gut zu wissen

Lieber dick und fit als dünn und kraftlos

Eine mollige Frau, die regelmäßig sportlich aktiv ist, und sich gesund ernährt, ist gesünder als eine schlanke Frau, die bewusst wenig isst, nicht auf die Zusammensetzung ihrer Nahrung achtet und sich obendrein nicht sportlich betätigt. Wenn Sie allerdings etwas Übergewicht haben, erhöhen Sie Ihre Lebensfreude, wenn Sie überflüssige Pfunde langsam aber stetig abbauen.

6

[1] **Agonist.** Legen Sie sich auf die linke Seite auf den Boden. Fußspitzen sind angezogen. Legen Sie Ihren Kopf auf dem gestreckten linken Arm ab. Mit der rechten Hand stützen Sie sich vor dem Körper ab. Bauch und Po fest anspannen. Achten Sie auf eine stabile Seitenlage und heben Sie langsam das gestreckte rechte Bein nach oben. Kurz halten und vor dem unteren gestreckten Bein Richtung Boden führen und wieder nach oben. Je weiter das obere Bein vor das untere kommt, desto effektiver ist diese Übung. Seitenwechsel.
3 Durchgänge pro Bein, 15 bis 20 Wiederholungen

[2] **Synergist.** Po-Muskulatur: Stellen Sie sich gerade hin. Schultern nach hinten und unten ziehen. Bauch und Po fest anspannen. Arme in die Taille stützen, damit Sie einen guten Stand haben und das Gleichgewicht halten können. Nun strecken Sie das linke Bein nach hinten, Fußspitze ist angezogen. Kurz halten und wieder senken, aber dabei nicht den Boden

berühren. In der Endphase kurz die Spannung halten. Seitenwechsel.
3 Durchgänge pro Bein, 12 bis 20 Wiederholungen, 1 bis 2 Sekunden in der Spannung halten

[3] **Dehnen.** Stellen Sie den rechten Fuß hinter das linke Bein. Bauch und Po fest anspannen. Arme über den Kopf nehmen und mit der rechten Hand das linke Handgelenk fassen. Den Oberkörper zur rechten Seite ziehen. Seitenwechsel.
2 Durchgänge pro Seite, 20 bis 30 Sekunden in der Dehnung halten

Gut zu wissen

Minirock und Shorts

Wer liebt sie nicht, die schicken Mini-Röcke und knappen Shorts im Sommer. Betrachten Sie Ihre Beine kritisch im Spiegel. Dort sehen Sie, ob Mini oder Shorts nicht doch ein wenig länger sein sollten. Mit unserem Training bekommen Sie schöne straffe Beine.

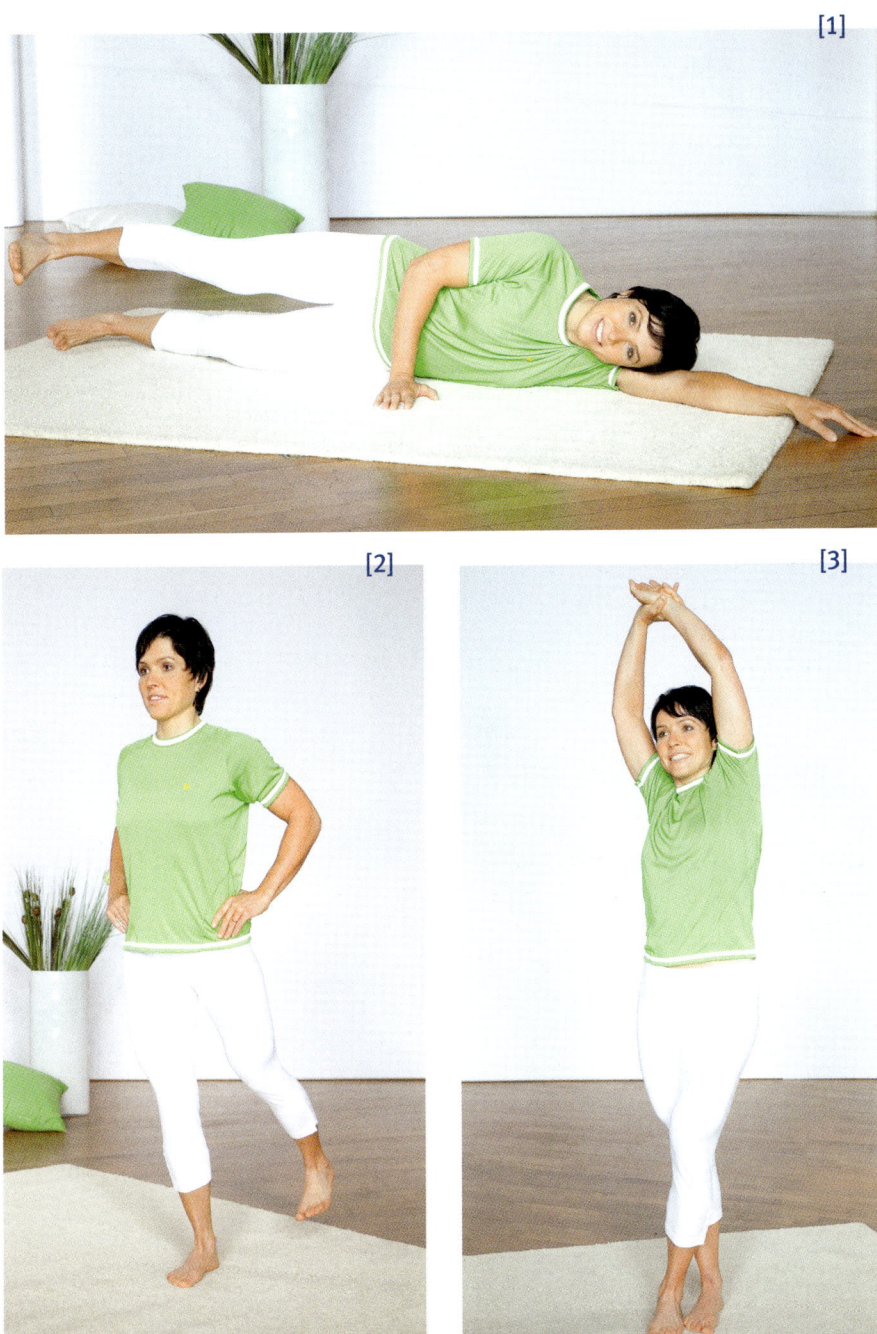

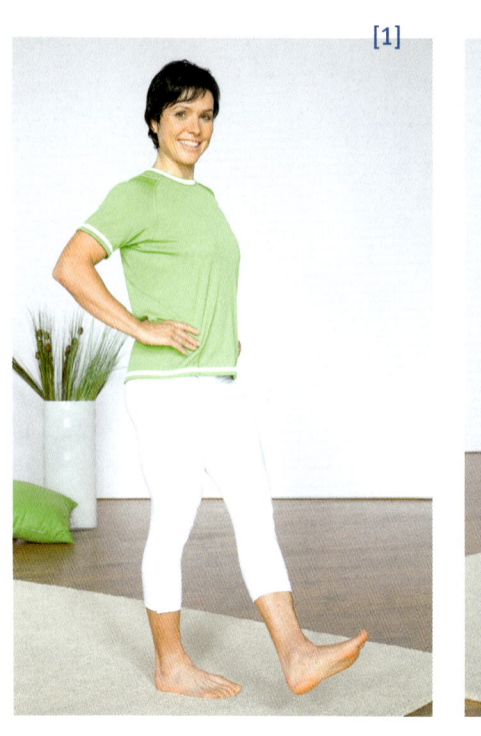

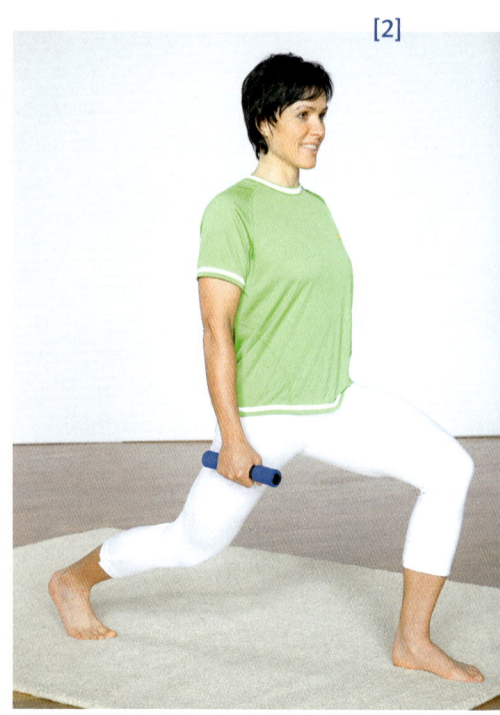

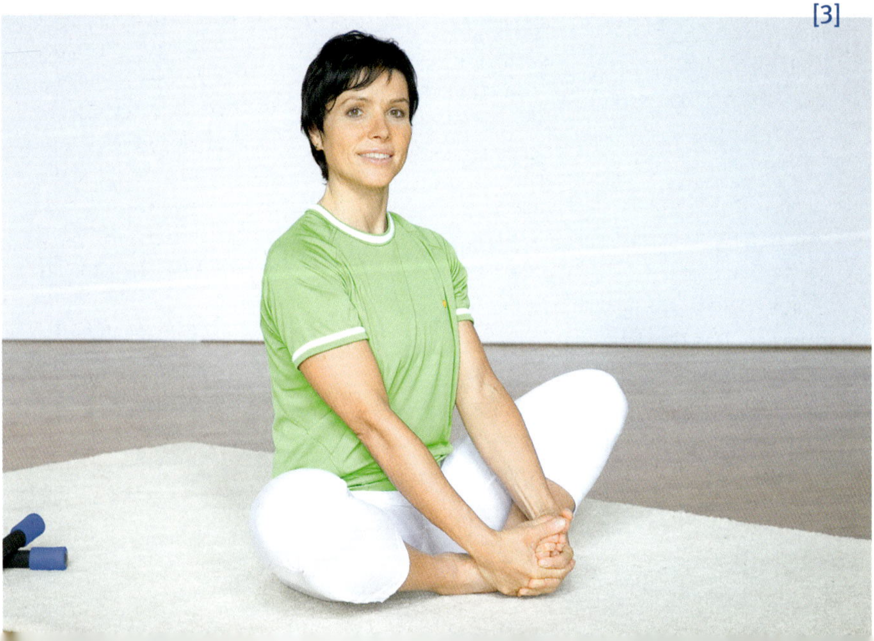

[1] **Antagonist.** Stellen Sie sich gerade hin. Schultern nach hinten und unten ziehen. Bauch und Po fest anspannen. Hände liegen in der Taille. Nun führen Sie das gestreckte, angespannte linke Bein langsam über das rechte nach außen und zurück. Fußspitze ist dabei angezogen. Seitenwechsel.

3 Durchgänge pro Bein, 12 bis 15 Wiederholungen

[2] **Synergist.** Vordere Oberschenkel: Stellen Sie sich gerade hin, Bauch und Po fest anspannen. Nehmen Sie zwei Hanteln oder gefüllte Wasserflaschen in die Hände. Arme hängen seitlich am Körper. Machen Sie im Wechsel mit dem rechten und linken Bein einen großen Ausfallschritt nach vorne, Ferse zuerst aufsetzen. Das hintere Bein ist gestreckt, das vordere gebeugt. Das gebeugte Knie sollte nie über die Fußspitze hinausschauen. Das Gewicht liegt auf dem vorderen Bein.

3 Durchgänge pro Seite, 12 bis 15 Wiederholungen

[3] **Dehnen.** Setzen Sie sich mit geradem Rücken auf den Boden. Schultern nach hinten und unten ziehen. Bauch und Po fest anspannen. Legen Sie Ihre Fußsohlen aneinander. Drücken Sie mit Ihren Ellbogen die Knie nach außen Richtung Boden oder die Knie mit eigener Kraft zum Boden drücken.

2 Durchgänge, 20 bis 30 Sekunden in der Dehnung halten

6

Gut zu wissen

Gehirnjogging

Halten Sie auch Ihre grauen Zellen fit. Merken Sie sich Telefon-, Pin- und Kontonummern. Verbinden Sie Zahlen mit Tieren eins = Esel, zwei = Zebra, drei = Delphin. Geben Sie Ihrem Gehirn, was es braucht, um immer gut zu funktionieren: Training und ganz viel trinken. Bewegen Sie sich viel an frischer Luft, seien Sie aufgeschlossen und kreativ. Tanzen gilt als besonders effektives Hirntraining.

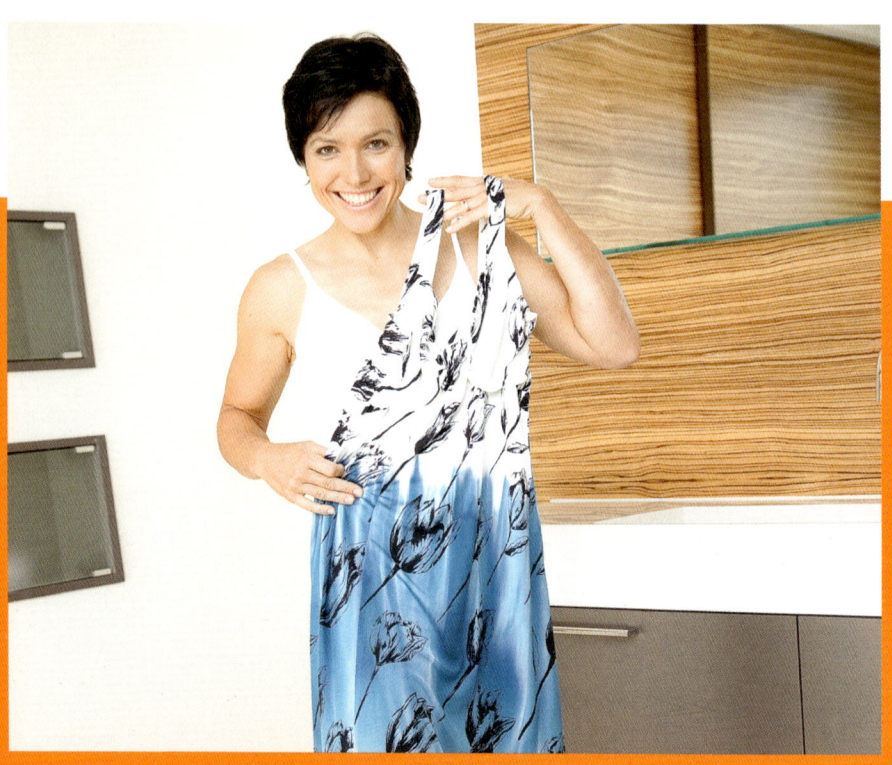

WAS BRINGT DIE ZUKUNFT?

Ich gratuliere Ihnen ganz herzlich und wünsche Ihnen weiterhin viel Erfolg beim zukünftigen Training, damit Sie immer gut in Form bleiben, Attraktivität und Selbstsicherheit ausstrahlen.

IHR ZUKUNFTSPROGRAMM: TÄGLICHES TRAINING

Applaudieren Sie sich! Sie haben das regelmäßige 6-Wochen-Programm durchgehalten und können Sie stolz auf sich sein wie Bolle. Aber natürlich ruhen Sie sich nicht auf Ihren Lorbeeren aus, sondern machen weiter!

Bleiben Sie am Ball! Trainieren Sie regelmäßig weiter Ihre Muskulatur, suchen Sie sich einen für Sie passenden Ausdauersport und achten Sie auf Ihren Speiseplan. Sie tun das alles für sich und Ihr Wohlbefinden. Als Belohnung für Ihren sportlichen Einsatz und Ihre vitalstoffreiche Ernährung können Sie sich über einen muskulösen und gesunden Körper freuen.

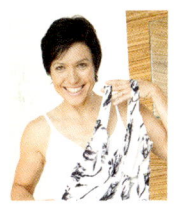

SABINE SPITZ

≫ Wer sagt, dass Sie immer alleine trainieren müssen? Animieren Sie Ihre beste Freundin zum Mitmachen. Führen Sie mit ihr gemeinsam ein Tagebuch, und nach ein paar Wochen Training vergleichen Sie. Natürlich werden die Zahlen nicht identisch sein, aber Spaß macht es trotzdem.

Großartig!

Sie wissen nun, dass Ihre Muskeln viel mehr können, als nur Ihre Knochen und Gelenke zusammenzuhalten. Und weil eine kräftige Muskulatur, die regelmäßig gefordert wird, enorm wichtig für Ihr Aussehen, Selbstbewusstsein und Ihre Gesundheit ist, werden Sie auch regelmäßig weiter Ihre Muskeln trainieren. Denn schon nach einer längeren Pause entwickelt sich die Muskulatur langsam wieder zurück. Das wäre doch jammerschade! Werden Sie nicht wieder zur Couchpotatoe, sondern bleiben Sie durch regelmäßiges Muskeltraining so fit wie jetzt. Ihren persönlichen Trainer verstecken Sie daher bitte nicht im Bücherregal, sondern haben ihn immer griffbereit in Ihrer Nähe. So können Sie trainieren, wann immer es Ihnen passt.

NACH DEM TRAINING: WELLNESS ZUM GENIESSEN

Wer möchte sich nicht immer wohl fühlen in seiner Haut? Aber die tägliche Arbeit erledigt sich nicht von allein. Weil fast jeder tagtäglich angespannt ist, wenn Stress und Hektik den Terminplan beherrschen, brauchen Sie mehr Entspannung für Körper und Geist.

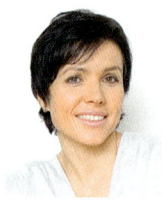

SABINE SPITZ

» Nach einer langen anstrengenden Zeit gönne ich mir gerne ein erholsames Wellness-Wochenende. Überall im Land finden Sie heute kuschelige Wellness-Hotels mit Whirlpool, Massage, Kosmetik und einem vielseitigen Saunabereich.

Wellness hat mit Sport nichts zu tun, aber Sport ohne Wellness ist auch nichts. Woran denken Sie bei Wellness? An ein wohltemperiertes Wannenbad mit romantischer Musik, schimmerndem Kerzenlicht und einem Gläschen Champagner? Danach ziehen Sie sich etwas Bequemes an und kuscheln mit Ihrem Partner auf dem Sofa, gehen ins Theater oder schauen sich Ihren Lieblingsfilm an oder gehen Sie aus.

Hier geht's heiß her

Schon die Steinzeitmenschen kannten den Wellnesstag und schwitzten in einer Art Steinsauna. Heute können wir uns in luxuriösen Saunabädern erholen. Die trockene Wärme entspannt unsere Muskulatur, das Herz-Kreislauf-System stabilisiert sich. Die abwechselnde Wärme und Kälte trainieren außerdem unser Immunsystem. Obendrein macht ein Saunabesuch schön, die Haut wird straffer, strahlender und rosiger. Wenn Sie die Möglichkeit haben, sich massieren zu lassen – nur zu, die Auswahl ist groß: Von der Muskel entspannenden Rückenmassage bis zu verschiedenen Wellness-Massagen wie Hot Stone, Thai-Massage oder Lomi Lomi Nui.

KEINE DIÄT OHNE MUSKELTRAINING

Muskeln sind erst sichtbar, wenn das Körperfett reduziert wird. Wer zu viele Kilos auf die Waage bringt, sollte seine Essgewohnheiten überdenken. Eine Schüssel Salat oder eine Portion Wokgemüse machen schlanker und vitaler als eine Currywurst.

Der Erfinder oder die Erfinderin einer Schlankheitsdiät, bei der man in einer Woche 5, 10 oder gar 15 Kilogramm abnehmen kann, würde steinreich werden. Eine solche Diät wird es aber nie geben. Viele Zeitgenossinnen hangeln sich von der Eier-Kartoffel-Diät über die Hollywood-Diät und Ananasdiät bis zur Trennkost. Fast alle Diäten sind zum Scheitern verurteilt. Richtig ist, dass ein jeder auf sein Gewicht achten sollte. Übergewicht entsteht, wenn man mehr isst, als der Körper verbraucht. Also ist der gute alte Tipp „Friss die Hälfte" eigentlich ganz sinnvoll, wenn da nicht der berühmt-berüchtigte Jo-Jo-Effekt wäre. Sinnvoller und auf jeden Fall wirkungsvoller für eine gute Figur mit schlanken Muskeln sind eine ausgewogene Ernährung und die Kombination von Muskeltraining und Ausdauersport.

Essen Sie sich schön

Mit einer eiweißreichen Ernährung unterstützen Sie optimal Ihr Muskeltraining, denn Eiweiß ist der wichtigste Baustein unserer Muskulatur. Empfehlenswert sind 0,8 Gramm Eiweiß pro Kilogramm Körpergewicht. Eine ausgewogene Ernährung beginnt mit dem Frühstück aus Kohlenhydraten (Brot, Müsli), Eiweiß und Fett (Milch, Quark, Joghurt, Käse) sowie Vitaminen und Mineralstoffen (Säfte, Obst oder rohes Gemüse). Mittags gibt es Kohlenhydrate (Kartoffeln, Reis, Nudeln), Salat, Gemüse, mageres Fleisch oder Fisch, Obst als Dessert und abends Gemüse oder Salat mit magerem Fleisch oder Fisch oder eine Gemüsesuppe mit vielen frischen Kräutern. Immer gut gegen den kleinen Hunger zwischendurch ist ein Stück Obst oder Gemüse oder Joghurt. Und wer weniger wiegen möchte, sollte auch mehr trinken – 3 bis 4 Liter pro Tag.

Wurst gegen Kopfsalat

Der listige Schweinehund ist es, der Sie vom Training abhalten will, aber es gibt da noch einen kleinen Bösewicht, der wahrscheinlich auch in Ihrem Kopf steckt: Er verlangt zu den unmöglichsten Zeiten eine heiße Wurst mit Brötchen, ein Stück Sahnetorte, einen Döner, eine Pizza mit Salami, einen Hamburger mit Pommes und Cola – und hinterher fordert er manchmal sogar noch eine ganze Tafel Schokolade ein.

Dagegen können Sie relativ wenig tun. Am besten nur einmal im Monat auf diesen bösen Wicht hören. An den anderen Tagen können Sie auf so viele wunderbare köstliche und gesunde Lebensmittel zurückgreifen, dass es nicht schwerfallen wird, sich abwechslungsreich zu ernähren. Wenn Sie es gewohnt sind, immer üppig zu kochen oder einfach beim Lieferservice Fastfood zu bestellen – wenn Kochen nicht zu ihrer Lieblingsbeschäftigung gehört, kaufen Sie sich ein modernes Kochbuch oder machen Sie einen Kochkurs.

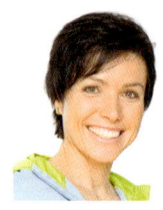

SABINE SPITZ

》 Verzichten Sie Ihrer Gesundheit und Ihrem Körper zuliebe auf leere Nahrungsmittel. Das sind Produkte, die keine oder nur sehr wenig Nährstoffe enthalten wie Süßwaren, Chips und Flips, Limonaden, Cola-Getränke, Produkte aus hellem Mehl wie Brot, Brötchen, Nudeln, Fertiggerichte jeder Art und Alkohol.

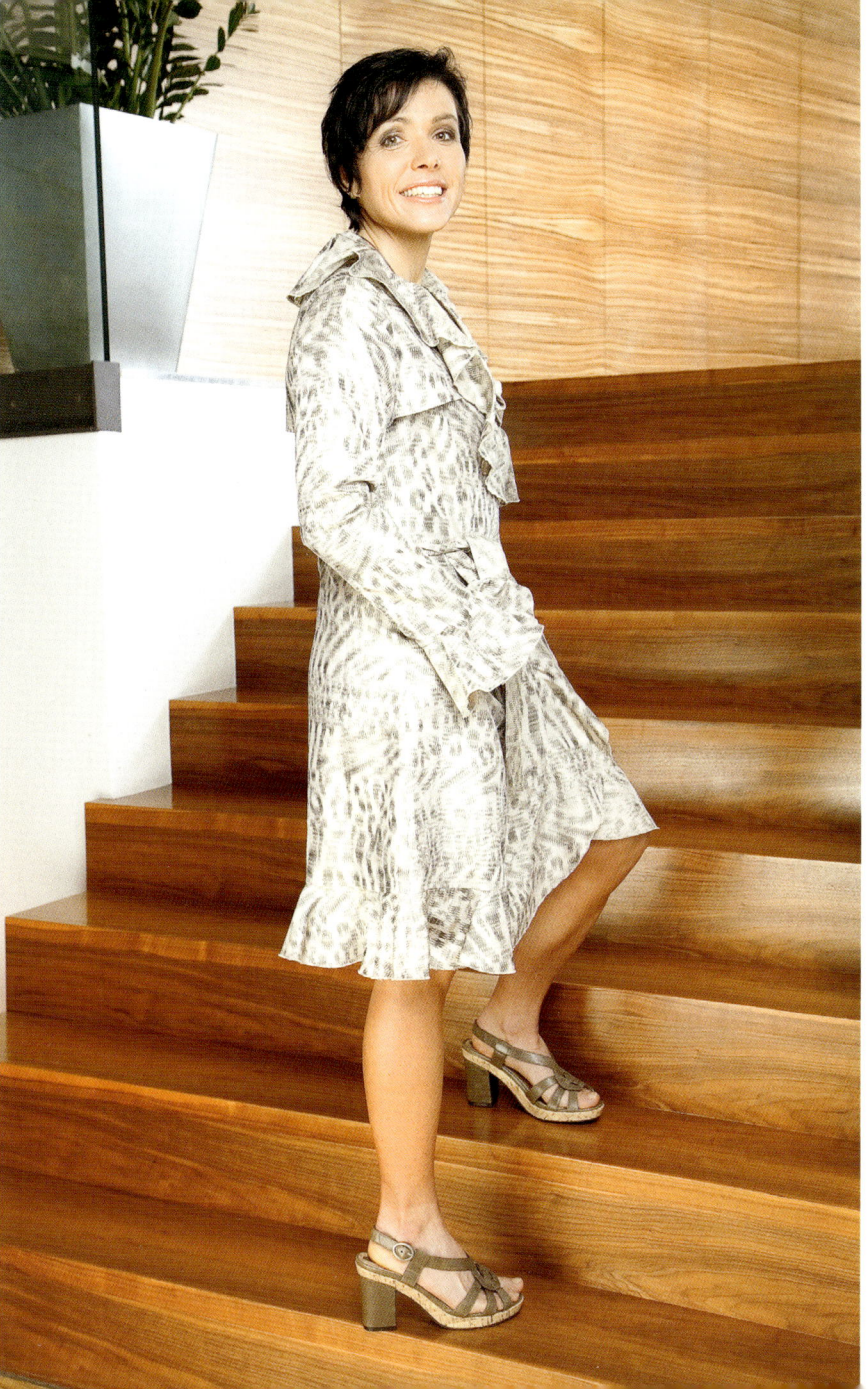

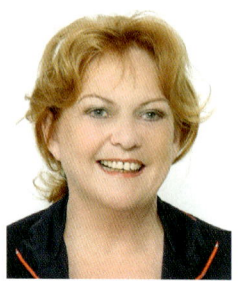

Kristiane Müller-Urban ist Journalistin und mehrfach ausgezeichnete Buchautorin. Sie hat über 100 Bücher geschrieben, die sich hauptsächlich mit gesunder Ernährung, Kochen und Genießen, Fitness und Freizeit befassen. Seit ihren Kindertagen ist sie sportlich aktiv.

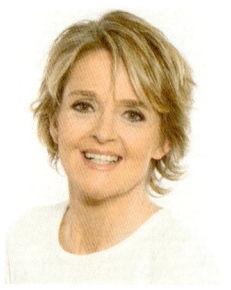

Martina Riese-Steul hat Sportwissenschaften studiert mit den Fachrichtungen Prävention, Rehabilitation und Ernährung. Sie ist lizenzierte Studioleiterin sowie Personal Trainerin und Inhaberin von zwei Fitnessstudios für Frauen. In ihrer Freizeit läuft sie Marathon und nahm am Ironman-Wettkampf in Roth teil.

Mountainbike-Olympiasiegerin Sabine Spitz

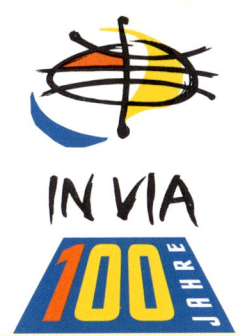

IN VIA
100 JAHRE

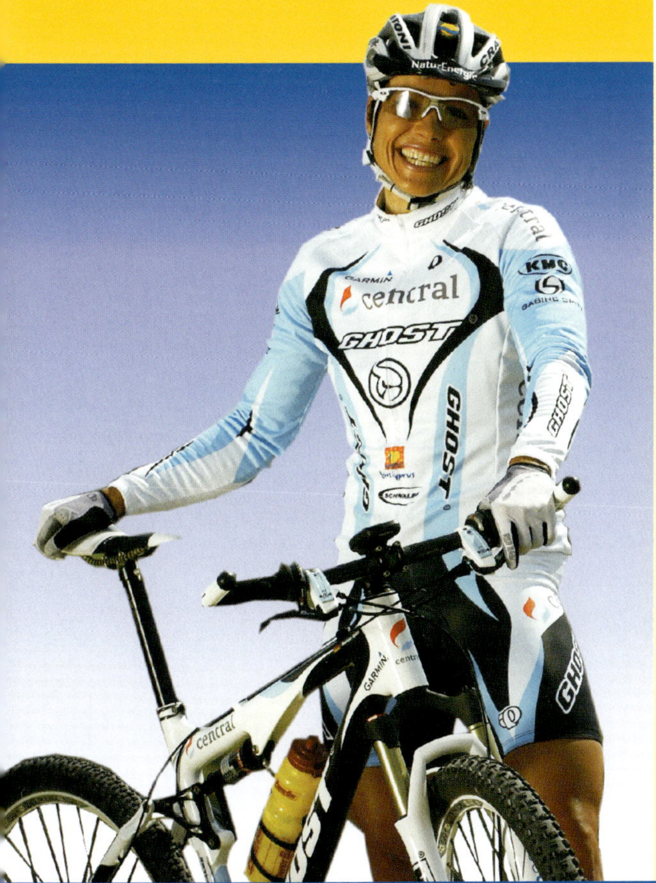

»Ich unterstütze die Mädchensozialarbeit, weil junge Menschen faire Chancen für ihre berufliche Zukunft brauchen.«

*Bibliografische Information
der Deutschen Nationalbibliothek*
Die Deutsche Nationalbibliothek verzeichnet diese
Publikation in der Deutschen Nationalbibliografie;
detaillierte bibliografische Daten sind im Internet
über http://dnb.d-nb.de abrufbar.

Programmplanung: Dr. Elvira Weißmann-Orzlowski

Redaktion: Thomas Kopal, Julia Reichmann
Bildredaktion: Christoph Frick

Umschlaggestaltung und Layout:
CYCLUS · Visuelle Kommunikation, Stuttgart

Umschlagfoto vorn/hinten: Jens van Zoest
Fotos im Innenteil: Jens van Zoest

1. Auflage

© 2009 TRIAS Verlag in
MVS Medizinverlage Stuttgart GmbH & Co. KG
Oswald-Hesse-Straße 50, 70469 Stuttgart

Printed in Germany

Satz: CYCLUS · Media Produktion, Stuttgart
gesetzt in InDesign CS 4
Druck: AZ Druck und Datentechnik GmbH, Kempten

Gedruckt auf chlorfrei gebleichtem Papier

ISBN 978-3-8304-2290-7   1 2 3 4 5 6

Sport, Freizeit, Wohlfühlen & Entspannen.
Kommen Sie uns besuchen!
Infos: Tel.: 07761-56830, www.bad-saeckingen.de

Liebe Leserin, lieber Leser,
hat Ihnen dieses Buch weitergeholfen? Für
Anregungen, Kritik, aber auch für Lob sind
wir offen. So können wir in Zukunft noch
besser auf Ihre Wünsche eingehen. Schreiben Sie uns, denn Ihre Meinung zählt!

Ihr Trias Verlag

E-Mail Leserservice: heike.schmid@medi-
zinverlage.de

Adresse:
Lektorat Trias Verlag, Postfach 30 05 04,
70445 Stuttgart
Fax: 0711-8931-748

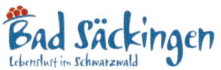 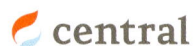 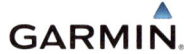

Gesundheit bewegt uns.